Reinhard Schiller

Heilige Hildegard

Medizin
Praxis

ECON Taschenbuch Verlag

Lizenzausgabe
3. Auflage 1997

Veröffentlicht im ECON Taschenbuch Verlag GmbH, Düsseldorf
© 1990 by Weltbild Verlag GmbH, Pattloch Verlag, Augsburg
Umschlaggestaltung: Molesch/Niedertubbesing, Bielefeld
Satz: HEVO GmbH, Dortmund
Druck und Bindearbeiten: Ebner Ulm
Printed in Germany
ISBN 3-612-20445-9

Inhalt

INHALT

Das Leben der heiligen Hildegard von Bingen

Die hl. Hildegard von Bingen wurde im Jahr 1098 in Bermersheim bei Alzey als letztes von 10 Kindern geboren. Als »Zehent« ihrer Eltern — Hildebert und Mechthild von Bermersheim — war sie von Geburt an Gott geweiht.

Mit 8 Jahren wurde sie zur Gräfin Jutta von Sponheim in die Klause auf den Disibodenberg gebracht. Dort erhielt Hildegard ihre Ausbildung, die darin bestand, daß sie im Singen der Psalmen und in den Gesängen Davids unterwiesen wurde. Der Lateinunterricht beschränkte sich lediglich auf den Umgang mit liturgischen Texten. Diese Klause erwuchs zu einem Kloster der Benediktinerinnen, welchem Hildegard — nach dem Tode von Jutta von Sponheim im Jahr 1136 — durch einstimmige Wahl als Äbtissin vorstand. Vom Mutterschoß an durfte die hl. Hildegard, die seit Geburt schwach und kränklich war, in Visionen, uns verborgene Geheimnisse der Natur schauen. Wachend bei Tag und Nacht — ohne in Ekstase zu geraten — durfte sie mit ihrer Seele diese großartigen Visionen erleben. Diese Schau war für Hildegard selbstverständlich und gehörte zu ihrem Leben. Erst als 15jährige wurde ihr bewußt, daß andere Menschen ihre Gesichte nicht teilten. Von diesem Zeitpunkt an hielt sie strenges Stillschweigen über ihre Visionen.

In ihrem 43. Lebensjahr erhielt Hildegard von Gott folgenden Auftrag:

»Du hinfälliger Mensch, du Asche von Asche, du Fäulnis von Fäulnis, sage und schreibe nieder, was du siehst und hörst. ... Schreibe es nicht nach eigenem Gutdünken, oder dem eines anderen Menschen, sondern wie es dem Willen dessen entspricht, der alles sieht und alles in der Verborgenheit seiner Geheimnisse anordnet.«

Sie mußte ihre Visionen ohne Kommentar niederschreiben. Da Hildegard der lateinischen Sprache und deren Grammatik nicht mächtig war, wurde ihr Volmar, ein Mönch vom Disibodenberg, dem sie bereits vorher ihre Visionen anvertraut hatte, als Sekretär zur Verfügung gestellt.

Die Niederschrift ihrer ersten Vision — SCIVIAS — Wisse die Wege — nahm sie zehn Jahre in Anspruch.

Auf der Synode von Trier vom 30. November 1147 bis 13. Februar 1148 bestätigte Papst Eugen III. die Sehergabe Hildegards und las persönlich vor Kardinälen, Bischöfen und Theologen aus ihrem Werk Scivias vor. Ihre Sehergabe wurde somit von höchster Stelle anerkannt. Noch bevor sie die Scivias vollenden konnte, gründete Hildegard — auf Verlangen Gottes — das Kloster Rupertsberg, in das die Nonnen im Jahre 1147 umgezogen waren. Hier entstanden ihre weiteren Visionen:

Liber Vitae Meritorum —
  Das Buch der Lebensverdienste
  (Der Mensch in der Verantwortung)
Liber Divinorum Operum —
  Das Buch vom Wirken Gottes
  (Welt und Mensch)

Die Mönche Gottfried und Theoderich, die Biographen Hildegards aus dem 12. Jahrhundert, wissen noch von folgenden Schriften zu berichten:

»Auch offenbarte sie in prophetischem Geist einiges über die Natur der Menschen, der Elemente und der verschiedenen Geschöpfe, und wie durch sie dem Menschen zu helfen sei, und viele andere Geheimnisse.« Weiter unterrichten sie uns von Briefen, Gesängen, unbekannten Schriftzeichen, Evangelienauslegungen und symbolischen Erklärungen, welche die hl. Hildegard in ihren Visionen schauen und niederschreiben durfte.

In den Jahren 1158 bis 1171 unternahm Hildegard vier große Missionsreisen durch Deutschland. Sie predigte auf den Marktplätzen und in Klöstern und rief die Menschen — verwirrt durch Irrlehrer und das Schisma der Kirche — zu Buße und Umkehr auf.

Um 1165 gründete Hildegard das Kloster Eibingen, da ihr Kloster auf dem Rupertsberg weitere Nonnen nicht mehr aufnehmen konnte. Es wird berichtet, daß sie, trotz ihres hohen Alters, ihre Nonnen in Eibingen zweimal wöchentlich besuchte.

Am 17. September 1179 stirbt Hildegard von Bingen in der Nacht von Sonntag auf Montag. Bei ihrem Tod sind wunderbare Zeichen am Himmel zu sehen. Lassen wir hier wieder die Chronisten Gottfried und Theoderich zu Wort kommen:

»Über dem Gemach, in dem die hl. Jungfrau bei der ersten Dämmerung der Nacht am Sonntag ihre glückliche Seele Gott zurückgab, erschienen zwei überaus helle Bögen von verschiedener Farbe am Himmel. Sie nahmen eine große, weite Strecke ein und dehnten sich nach den vier Weltgegenden aus, der eine zog von Norden nach Süden, der andere von Osten nach Westen. Im Scheitelpunkt, wo die zwei Bögen sich kreuzten, strahlte ein helles, mondförmiges Licht. Es leuchtete weithin und schien die nächtliche Finsternis vom Sterbehaus zu vertreiben. In diesem Lichte sah man ein

rotschimmerndes Kreuz, das zuerst klein war dann aber zu ungeheurer Größe anwuchs. Dieses Kreuz war umgeben von unzähligen verschiedenfarbigen Kreisen, in denen einzelne rotschimmernde Kreuze mit eigenen Kreisen sich bildeten. Die Kleineren waren jedoch früher sichtbar. Als sie sich am Firmament ausgebreitet hatten, dehnten sie sich weiter nach Osten hin aus und schienen sich zur Erde, auf das Haus hin, in dem die hl. Jungfrau heimgegangen war zu neigen und hüllten den Berg in strahlendes Licht.«

Mit diesem Zeichen machte Gott allen sichtbar, daß er seine treue Dienerin zu sich in die Ewige Herrlichkeit heimgeholt hat.

Was verstehen wir unter Hildegard-Medizin?

Nun, unter Hildegard-Medizin verstehen wir die praktische Umsetzung der medizinischen und naturheilkundlichen Schriften der hl. Hildegard von Bingen, Causae et Curae — Ursachen und Behandlung der Krankheiten und Physica — Naturkunde, in die tägliche Praxis, in Diagnose und Therapie.

Wenn ich im folgenden von Hildegard, Hildegard-Medizin oder Hildegard-Heilkunde schreibe, so beziehe ich mich immer auf die Schriften der hl. Hildegard. Da diese Erkenntnisse der Heil- und Naturkunde nicht in einem Labor gesammelt und aufgezeichnet wurden, sondern Hildegard von Gott gezeigt und von ihr, bzw. ihrem Sekretär schriftlich festgehalten wurden, können wir sagen: es ist die dem Menschen von Gott gewiesene Heilkunde. Diese beschränkt sich aber nicht nur auf die Schriften Physica und Causae et Curae, sondern bezieht — zum Heil des Menschen — auch die große Visionstrilogie, Scivias, Liber vitae meritorum und Liber divinorum operum mit ein. Das Heil des Menschen besteht ja nicht nur in der Gesundheit des Körpers, sondern umfaßt vielmehr auch das Heil der Seele, von der Hildegard schreibt:

»Die Seele des Menschen, die von Gott vom Himmel herab in den Menschen kommt, ihn belebt und ihm seinen Verstand gibt, stirbt nicht, wenn sie den Körper des Menschen verläßt, sondern wandert, ewig lebend, entweder zum Lohne für ihr Leben oder zu den Qualen des Todes.«

Wer weiß um die Anfälligkeiten eines Werkes wohl besser Bescheid als sein Schöpfer. Wir können darum unsere Schwachstellen, Krankheiten usw. durch die Mittel, die Gott uns in den Schriften der hl. Hildegard gewiesen hat, behandeln.

Wenn wir die Hildegard-Heilkunde von der Sicht der Anwendung der Heilmittel her betrachten, dann will ich behaupten: Hildegard-Medizin ist eine alles umfassende Medizin. Sie schließt viele verschiedene therapeutische Verfahren in einer einzigartigen Heilkunde zusammen. Diese umfaßt: Phytotherapie, Lithotherapie, Ausleitungsverfahren, Balneotherapie, Psychotherapie, diätetische Maßnahmen, Wärmeanwendungen und vieles mehr. Doch noch eine Eigenschaft ist für die Hildegard-Heilkunde kennzeichnend:

Bei Hildegard gibt es zunächst keine unheilbaren Krankheiten. Sie kennt allerdings ein paar schwer heilbare Krankheiten, zu denen unter anderem Asthma und Migräne zählen. Wenn das so ist, dann müssen alle Krankheiten mit Hildegard-Heilkunde heilbar sein. Das ist im Prinzip richtig. Doch manchmal ist eine Krankheit recht widerspenstig und will nicht vergehen. Chronische Krankheiten können zudem nicht geheilt werden, wenn der Betroffene seine Lebensart, die Ursache der Krankheit ist, wie beispielsweise Streß im Beruf, nicht ändert.

Wenn eine Krankheit, für die das Heilmittel gewissenhaft ausgesucht wurde, nicht gelindert werden kann, dann gibt es auch die Möglichkeit, daß dieser Mensch einer der wenigen ist, bei dem die Hildegard-Heilkunde nicht anspricht — das ist möglich.

Oder es liegt der zweite Fall vor:

Gott will nicht, daß dieser Mensch von seiner Krankheit geheilt wird. Gott weiß, was für uns gut ist und was er uns alles zum Heil unserer Seele zumuten und zutrauen kann.

Deshalb wird Er den Menschen von seiner Krankheit befreien, wenn Er die Zeit dafür gegeben weiß. Wir stellen uns ja in der Hildegard-Medizin ganz besonders unter die »Fittiche« Gottes, da wir ihn in den Heilprozeß mit einschließen. Er weiß, ob es für uns »heilsam« ist, körperlich gesund zu werden oder zu lernen, die Krankheit mit Geduld zu tragen.

Herkunft der Hildegard-Medizin

Viele Leser werden sich fragen: Wie kommen wir heute am Ende des 20. Jahrhunderts dazu, in den Visionsschriften einer Nonne aus dem 12. Jahrhundert zu forschen? Wem verdanken wir die Hildegard-Medizin in ihrer heutigen Form?

Die Hildegard-Heilkunde an sich verdanken wir dem Geist Gottes. Mit dieser Erkenntnis sind wir wieder an dem Punkt angelangt wie vor rund 800 Jahren, als die medizinischen Schriften verfaßt wurden.

Die heutige Form der Hildegard-Medizin verdanken wir Dr. med. Gottfried Hertzka. Kein Mediziner vor ihm kam auf den Gedanken, diese Schriften ernsthaft zu erkunden, vielmehr wurden sie als mittelalterliches Geschreibsel abgetan. Er war es, der den Mut und die Ausdauer hatte, sein ganzes Forschen und Streben in die

Hildegard-Medizin zu legen. Er hat diese einzigartige und im wahrsten Sinne des Wortes »alternative Medizin« ans Licht der Öffentlichkeit gebracht. Mit persönlichem Einsatz und Risiko hat er sich mit Leib und Seele ganz den medizinischen wie den theologischen Schriften der hl. Hildegard gewidmet. Kein Mediziner vor ihm hat diese Schriften ernstgenommen, und so bleibt es sein Verdienst, daß wir nun diesen großen Heilmittelschatz zu unserer Verfügung haben.

Gegner der Hildegard-Medizin

Natürlich gibt es auch Gegenkräfte zur Hildegard-Medizin, die nicht glauben können oder wollen, daß diese Medizin in Visionen übermittelt worden ist. Sie behaupten: Hildegard habe damaliges Heil- und Kräuterwissen gesammelt und niedergeschrieben; sie sei als die erste Ärztin Deutschlands tätig gewesen; sie habe Naturforschung betrieben usw.

Lassen wir Hildegard selbst auf diese Behauptungen antworten:

»... Ich schaue wachend bei Tag und in der Nacht ... Was ich in dieser Schau gesehen oder auch gelernt habe, behalte ich lange im Gedächtnis, so daß ich mich erinnere, wann ich dies gesehen und gehört habe. Sehen, Hören, Wissen und Lernen ist eins in dem Moment, wo ich es weiß. Was ich nicht schaue, weiß ich nicht, denn ich bin ungelehrt. Man hat mich nur im Lesen unterrichtet. Was ich schreibe, sehe und höre ich in der Vision (Audio-Vision).
Andere Worte, als die ich höre, benutze ich nicht und trage sie als rohe Lateinworte vor (ohne auf die Grammatik zu achten, die Hildegard ja ohnehin unbekannt war, d. V.), wie

ich sie in der Vision höre. Denn kunstgerecht zu schreiben, wie die Philosophen schreiben, lehrt mich die Vision nicht ...«

Ich will diesen Worten nichts hinzufügen. Mögen sich die Zweifler ihren Reim darauf machen.

Worin unterscheidet sich die Hildegard-Medizin von der Schulmedizin?

Der gravierendste Unterschied zwischen Hildegard-Heilkunde auf der einen und Schulmedizin auf der anderen Seite, liegt wohl an der Quelle der Erkenntnisse über die Wirkung der Medikamente, das Stoffwechselgeschehen im Menschen, das Wesen des Menschen ... Wie wir bereits gehört haben, liegt die Quelle der Hildegard-Heilkunde in den Visionsschriften Hildegards.

Die Erkenntnisse über die Ursachen der Krankheiten, wirksame Medikamente usw. stammen in der Schulmedizin wohl fast ausschließlich aus der Auswertung von Daten und Fakten, die in Feldstudien an Patienten und aus Tierversuchen gewonnen werden.

Hildegard berichtet in »Causae et curae« von zwei verschiedenen Quellen der Erkenntnis, aus denen der Mensch schöpfen kann. Die eine Quelle entspringt in Gott, die andere in seinem Widersacher. Hildegard beschreibt sie folgendermaßen:

»Denn wenn der Mensch nach eigenem Wunsch und Verlangen von irgendeinem Tun oder irgendeiner Kunst etwas wissen will, so übergießt der Heilige Geist mit seinem Tun den frischen Antrieb zu jener Wißbegierde, worauf er lernt und begreift, was er lernen will. So wie Vater und Mutter dem Kinde Antwort geben, wenn es sie nach etwas fragt,

ebenso auch verhilft der Heilige Geist dem menschlichen Wissen zu jeglicher Kunst, wenn der Mensch nach
- *eigener Wahl,*
- *eigenem Verlangen,*
- *und durch Arbeit sie erlernen will.«*

Im Neuen Testament ist zu diesem Gedanken folgendes zu lesen:
»Bittet, und ihr werdet bekommen! Sucht, und ihr werdet finden! Klopft an, und man wird euch öffnen! Denn wer bittet, wird bekommen; wer sucht, wird finden; und wer anklopft, dem wird geöffnet ... Wieviel mehr wird euer Vater im Himmel denen Gutes geben, die ihn darum bitten« (Matth. 7,7-11).
Wir müssen unseren Vater im Himmel nur um das Wissen um bestimmte Dinge bitten, dann werden sie uns auch gegeben. Hildegard beschreibt den Weg der gottabgewandten Wissenschaft:

»Wenn sich aber ein Mensch dem Bösen und einer bösen Wissenschaft (nicht gottgefälligem Tun, d.V.) zuwendet und sie erlernen will, dann sieht dies der Teufel und wirkt auf das Wissen des Menschen mit listiger Bosheit ein, damit er das Böse, das er lernen will, schnell lerne.
Der Mensch hat nämlich das Wissen vom Guten und vom Bösen.«

Der Mensch hat nun die Wahl, sich für eine Erkenntnisquelle zu entscheiden.
Ein weiterer Punkt, der die Hildegard-Heilkunde von der Schulmedizin unterscheidet, ist die Art der Behandlung. Hildegard-Medizin versteht sich als ganzheitliche Behandlung von Körper und Gemüt. Es werden nicht nur Symptome kuriert, sondern man versucht, auch, so-

weit möglich, die Ursache der Krankheit zu erfassen und zu therapieren, beispielsweise durch Fasten.

Ursachen von Krankheiten sind auch Untugenden, Laster, schlechte Angewohnheiten des Menschen oder wie immer man diese negativen Seelenkräfte (Zorn, Ungerechtigkeit, Streitsucht, Lüge, Hartherzigkeit, Unglaube, Neid, Hochmut ...) auch bezeichnen mag. Auch diese gilt es zu behandeln.

Die Hildegard-Heilkunde erschließt uns viele Möglichkeiten, auf das Gemüt des Menschen einzuwirken. Schon in der täglichen Mahlzeit nimmt der Mensch frohmachende Nahrungsmittel zu sich (Dinkel, Fenchel ...) und kann in Kombination mit Hildegard-Heilmitteln auf Psychopharmaka weitgehend verzichten.

Das sind Ausmaße der Heilkunde, welche der Schulmedizin vollkommen unbekannt scheinen. Welchen Arzt kümmert es, ob der Patient wegen seiner Streitsucht, wegen Neid oder anderer negativer Eigenschaften krank wird?

Das sind heute gewisse Tabus, die nicht angesprochen werden. Aber gerade in diesen meist heiklen Situationen wird Ehrlichkeit vom Behandler dem Patienten gegenüber gefordert, welche dem Arzt zweifellos Mut abverlangt.

Bei genauerem Vergleich wird man noch mehr Unterscheidungsmerkmale zwischen Schulmedizin und Hildegard-Heilkunde feststellen.

Doch als letztes Unterscheidungsmerkmal will ich die verschiedenartige Betrachtungsweise der Nahrungsmittel anführen. Die Ernährungslehre in der Medizin hat es sich zur Aufgabe gemacht, jedes Nahrungsmittel genau zu analysieren. In diesen Analysen wird der Brennwert, das ist die Energie, die Kraft, die der Körper aus diesem Nahrungsmittel gewinnen kann, der Gehalt an Mineralien, an Vitaminen und sonstigen Bestandteilen, exakt bestimmt. Die Klassifizierung der Nahrung erfolgt sodann nach diesen gewonnenen Werten. Ein Nahrungsmittel mit hohem Vitamingehalt wird so zum Beispiel als hochwertiges Nahrungsmittel angesehen und zum Verzehr empfohlen.

In der Ernährungslehre der Hildegard-Heilkunde gelten für die Wahl der Nahrung andere Kriterien. Wir beachten nicht die labormäßig gewonnenen Werte und Daten über ein Nahrungsmittel, sondern orientieren uns an den Schriften der hl. Hildegard. In diesen werden weder Vitamine, noch der Mineralstoffgehalt, sondern die jeder Pflanze und jedem Tier innewohnende Wirkkraft beschrieben. Diese Kraft wirkt sich für den Menschen nutzbringend oder schädigend aus. So mancher Leser wird sich nicht recht vorstellen können, was es mit dieser »Wirkkraft« auf sich hat, deshalb will ich hier ein kleines Beispiel anführen:

Über die Erdbeere schreibt Hildegard:

»Das Kraut, an dem Erdbeeren entstehen, ist mehr warm als kalt. Es verschleimt den Menschen, der es ißt, und für Heilmittel taugt es nicht. Auch die Früchte, nämlich die Erdbeeren, verursachen gleichsam einen Schleim im Menschen, der sie ißt, und sie taugen weder dem gesunden noch dem kranken Menschen zum Essen, weil sie nahe an der Erde wachsen und weil sie sogar in fauliger Luft wachsen.«

Die Schulmedizin empfiehlt Erdbeeren teilweise als Frühjahrskur, da sie den Körper besonders gut entwässern, Vitaminträger sind usw.

Die Hildegard-Heilkunde, man möchte beinahe sagen, warnt vor dem Genuß von Erdbeeren, weil sie den Menschen verschleimen. Doch wie wirkt sich die Verschleimung im Menschen aus?

In erster Linie belastet dieser (von Erdbeeren erzeugte) Schleim lymphatische Organe, wie Appendix und Rachenmandeln. Nach dem Genuß von Erdbeeren treten auch häufig allergische Reaktionen wie Hautrötungen, Hautjucken, Nesselfieber und Schleimhautschwellungen auf. Ebenso kann eine Verschlimmerung von bereits bestehenden Hautkrankheiten, wie z. B. Neurodermitis, Schuppenflechte und Ekzemen, beobachtet werden. Von vielen Patienten wurde bestätigt, daß sie sich wesentlich wohler fühlen, seitdem sie auf den Genuß der hildegardschen »Küchengifte« verzichten. Bei der Auswahl unserer täglichen Nahrung werden wir deshalb die Nahrungsmittel bevorzugen, denen Hildegard eine gesundheitsfördernde Wirkung zugeschrieben hat.

Wie wir sehen, unterscheiden sich Hildegard-Heilkunde und Schulmedizin in einigen wesentlichen Punkten, obwohl beide dasselbe Ziel vor Augen haben: dem kranken Menschen zu helfen und sein Leiden zu lindern.

Aber wir brauchen unsere Schulmedizin, nicht nur in der Unfallmedizin und der Chirurgie. Auch auf dem Gebiet der Hygiene, der Bekämpfung von Seuchen, der allgemeinen Gesundheitsvorsorge, der Früherkennung von Krankheiten und vielem anderen mehr hat sich die Schulmedizin verdient gemacht.

Besonders in der Erstversorgung lebensgefährlich Verletzter sind der Naturheilkunde in der Regel die Hände gebunden. In diesen Fällen muß ausnahmslos zur Schulmedizin gegriffen werden, da anderweitig häufig die geeigneten Mittel fehlen, um die Patienten — ihrem Zustand entsprechend — optimal zu versorgen.

Wünschenswert wäre aber ein partnerschaftliches Nebeneinander von Schulmedizin und Hildegard Heilkunde. Das kann jedoch nur möglich werden, wenn die Vertreter der jeweiligen Richtung aufeinander zugehen und vorurteilsfrei sich von den therapeutischen und diagnostischen Möglichkeiten ihres »Begleiters« informieren lassen. So könnte ein fruchtbares Zusammenspiel gelingen, von dem die Patienten, um deren Wohl es ja letztendlich in beider Interesse geht, den meisten Nutzen ziehen würden.

Um aber aufeinander zugehen und zusammen arbeiten zu können, wird von allen Beteiligten ein großes Maß an Disziplin, Geduld, Wahrheitsliebe, Demut, Liebe (zum Patienten), Gerechtigkeit und Ehrfurcht verlangt. Nur auf diesem Weg und mit Gottes Hilfe kann eine Kooperation entstehen, die ihre Früchte tragen wird.

Die Ursachen der Krankheiten bei Hildegard

Wenn Sie heute in ihrem Verwandten- und Freundeskreis eine Umfrage machen würden, wo die eigentlichen Ursachen der Krankheiten im Menschen liegen, so würden Sie die unterschiedlichsten Antworten zu Gehör bekommen. Die populärsten Ursachen der Krankheiten sind heute wohl: Erdstrahlen, Wasseradern, Umweltverschmutzung, atomare Strahlung, Völlerei, genetische Krankheitsursachen ... Das ist schon eine ganze Menge. Hildegard weiß über die Ursachen der Krankheiten folgendes zu berichten:

»Vier Säfte gibt es. Die beiden wichtigsten von ihnen werden Phlegma genannt, die beiden anderen heißen Schleim ...«

Diese vier Säfte stehen in einem ganz speziellen Verhältnis zueinander.

»Trifft dieses Verhältnis bei einem Menschen zu, so befindet er sich im Ruhezustand (d. h. in Gesundheit) ...

Der Grund dafür, daß manche Menschen an allerlei Krankheiten leiden, liegt am Phlegma, das sie im Übermaß in sich haben. Wäre nämlich der Mensch im Paradiese geblieben, so würde er die Phlegmen, von denen viele Übel herkommen, nicht in seinem Körper haben, sondern sein Fleisch würde ganz gesund sein und frei vom Schleim.

Weil er aber dem Schlechten sich zugewandt hat und das Gute im Stich gelassen hat, wurde er der Erde ähnlich, die gute und nützliche Kräuter neben schlechten und unnützen hervor bringt und gute und schlechte Feuchtigkeit und Saft in sich trägt.«

Die Ur-Ursache der Krankheiten liegt nach Hildegard also im Sündenfall im Paradies.

Wie wirkte sich der Sündenfall auf den Menschen aus?

»Mit der Übertretung des göttlichen Gebotes verfiel aber der Mensch einer körperlichen und geistigen Umwandlung ...

Als Adam bei seiner Übertretung blind und taub (in bezug auf seine Seher und Prophetengabe/d.V) geworden war, ging diese Kraft (die Gabe der Prophetie und Hellsichtigkeit/ d.V.) in ihm in die Verbannung ...

Bevor Adam Gottes Gebot übertreten hatte, wurde ihm ein tiefer Schlaf eingeflößt und die Nahrung im Schlaf nur gezeigt.

Nach dem Sündenfall wurde sein Fleisch so schwach und hinfällig, wie das Fleisch eines Toten in seiner Vergänglichkeit (der Zustand, den wir jetzt beim Menschen vorfinden/ d.V.) gegenüber dem eines lebenden Menschen ist (der paradiesische Zustand). Von da ab wurde er durch den Schlaf erquickt, so wie er durch die Nahrung neu belebt wurde. So ergeht es jetzt allen Menschen. Denn wie das Fleisch des Men-

schen durch die Nahrung wächst, so auch sein Mark durch den Schlaf.

... Als Adam das Gebot Gottes übertrat, wurde der Glanz der Unschuld in ihm verdunkelt, seine Augen (die vorher himmlische Dinge sahen) erloschen, die Galle (die vorher wie ein Kristall leuchtete) wurde in Bitterkeit verwandelt, die Schwarzgalle (die vorher leuchtete wie die Morgenröte) wurde schwarz wie die Gottlosigkeit, und er selbst wurde völlig umgewandelt. Da befiel Traurigkeit seine Seele und diese suchte bald zornig nach einer Entschuldigung dafür (daß er nicht mehr in den Himmel blicken konnte/d. V.). Denn aus der Traurigkeit entsteht der Zorn. Die Menschen haben von ihrem Stammvater die Traurigkeit, den Zorn und alles, was ihnen sonst noch schadet, (vererbt) bekommen ... Von jenem Essen (des Apfels) an hat sich die Schwarzgalle in Adam und seinem ganzen Geschlecht entwickelt und ist eine Ursache jeder schweren Krankheit.«

Was sind die auslösenden Ursachen für unsere Krankheiten?

Als erstes haben wir gelesen, daß der Sündenfall den Körper von Adam und Eva radikal verändert hat.

Die Auswirkungen dieses Sündenfalls auf den Menschen können folgendermaßen aufgelistet werden:

– im Menschen sind Säfte und Phlegmen entstanden
– die Galle hat sich, aus der Umwandlung eines Kristalls, gebildet
– die Gene wurden umgewandelt
– der Mensch mußte seinen Körper fortan mit Nahrung versorgen (was er vorher nicht nötig hatte und was heute mit eine Hauptursache von Krankheit ist)
– die Gedankenwelt hat sich gewandelt (Trauer und Zorn halten Einzug in das Empfindungsleben des Menschen)

25

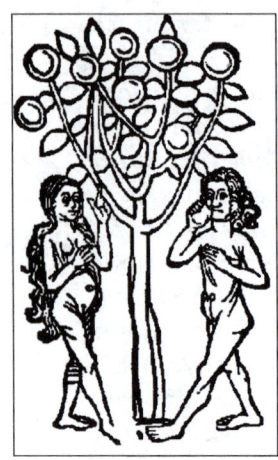

– die Natur (Umwelt — ganze Schöpfung) hat sich gewandelt und übt zum Teil einen schädigenden Einfluß auf den Menschen aus

– der Mensch hat sich von Gott abgesondert (daraus entstehen die meisten Krankheiten psychischer Natur, weil sich die Menschen selbst von der Quelle des Lebens, von Gott, entfernt haben).

Jede einzelne dieser Folgen des Sündenfalls ist eine Ursache von Krankheiten für sich.

Wir könnten diese Krankheitsursachen in körperliche und seelische Faktoren aufgliedern. Das bringt uns für den Hausgebrauch keinen besonderen Nutzen, da körperliche und seelische Faktoren in ihren Auswirkungen in der Praxis kaum voneinander zu trennen sind und stets zusammen behandelt werden müssen.

Vielmehr besteht ein enges Zusammenspiel von Körper und Seele, das es unmöglich macht, jeden einzelnen Faktor isoliert für sich zu betrachten. Somit ist eine umfassende Heilkunde nötig, die sowohl für das körperliche Gebrechen wie für das seelische Leid wirksame und nebenwirkungsfreie Heilmittel anbieten kann.

Die 4 Säulen der Hildegard-Heilkunde

Diese 4 Säulen symbolisieren:

1. Die Diät

– ohne Diät, d. h. ohne richtige Ernährung im Sinne der hl. Hildegard, und
– ohne die rechte und richtige Lebensweise, die gewissermaßen auch zur Diät gerechnet werden muß, kann die Hildegard-Heilkunde nicht erfolgversprechend durchgeführt werden.

2. Die Ausleitungsverfahren

Hildegard-Heilkunde ohne Aderlaß, Schröpfen und in ganz beschränktem Maße das Setzen von Brennkegeln wird in der Regel sehr langsam oder gar nicht zum Ziel kommen.

3. Die Heilmittel

Die Verabreichung von Hildegard-Heilmitteln kann zwar schon vom Anfang einer Behandlung an erfolgen, ist aber nach erfolgter »Grundreinigung des Körpers« durch Ausleitungsverfahren oder Fasten und gleichzeitiger Nahrungsumstellung wesentlich wirksamer.

Ein Vergleich meines »Irisdiagnose-Lehrers« klingt mir förmlich in den Ohren. Er ermahnte uns häufig — sinngemäß — mit folgenden Worten:

»Meine Damen und Herren, in diesen Misthaufen können wir keine Blumen pflanzen (er bezeichnete Heilmittel häufig als Blumen). Da muß zuerst die große Schaufel (Ausleitungsverfahren, Diät, Fasten) kommen und den ganzen Mist und Unrat beiseiteräumen. Wenn dieser dann von der Bildfläche verschwunden ist, können wir anfangen, gute Erde herbeizuschaffen, und erst dann beginnen wir, die kleinen Pflänzchen zu setzen. Jetzt können wir uns sicher sein, daß wir unser bestes dazu getan haben, um sie wachsen und gedeihen zu lassen. Auf dem Misthaufen wären sie uns allesamt eingegangen, sowie wir sie gesetzt hätten.

Wer hätte davon einen Nutzen? Niemand. Der Patient würde sagen: Dies und das habe ich schon ausprobiert und nichts hat mir geholfen.«

4. Das Fasten

Wie die Diät, die Ausleitungsverfahren und die Heilmittel mit körperlichen Krankheitsursachen sprich: schlechten Säften, Schleimen, Phlegmen, Fauligem, Schwarzgalle usw. aufräumen, so kann das Fasten behilflich sein, seelische Untugenden, schlechte Eigenschaften (Hildegard schreibt von Lastern) des Menschen zu beseitigen. Auch diese können sehr wohl körperliche Krankheiten verursachen.

Um nicht eine dieser 4 Säulen absolut überzubewerten und eine andere dafür zu vernachlässigen, muß sich der Mensch seiner Wurzeln bewußt werden.

Er ist das Geschöpf Gottes und hat von Ihm, bei seiner

Geburt, neben seinem Namen, das nur für ihn speziell zugeschnittene »rechte Maß« zugeteilt bekommen.

Jeder Mensch hat ein für sich alleine geltendes »rechtes Maß«, deshalb ist es unsinnig zu sagen:
- Der Herr X kann so und so lange fasten, also kann ich das auch; oder
- Frau Y arbeitet immer bis spät in die Nacht, folglich darf und kann ich das auch; oder
- ich kann 500 Meter schwimmen, ohne außer Atem zu kommen, also kannst du das auch; oder
- der Mensch soll täglich mindestens zwei Liter Flüssigkeit trinken, also muß das jeder trinken.

Das sind absolut falsche Schlüsse, denn sie lassen die »Discretio« außer acht, die jedem Menschen individuell gegeben ist. Hildegard-Medizin ist eine absolut individuelle, einzigartige Medizin. Jeder Patient ist aufgefordert, mit seinem eigenen »rechten Maß« mitzuhelfen, die für ihn passende Arzneimittelmenge, die für ihn genügende Menge an Nahrungsmitteln usw. zu finden. Verläßt er sein Maß und wird dadurch unmäßig, so verfällt der Mensch der Krankheit.

Ebenso verhält es sich mit den »4 Säulen der Hildegard-Heilkunde«. Jeder einzelne dieser Pfeiler hat sein Maß — zum Wohl des Menschen. So ist z. B. ein übertriebener Aderlaß genauso schädlich wie sinnloses und übertriebenes Fasten. Auch hier muß das »rechte Maß« gefunden und beachtet werden, wobei uns die Schriften der hl. Hildegard eine große Hilfe sein können, sofern wir sie beachten.

Die Diät

Ein Aspekt der Diät besteht in der gesunden Ernährung des Menschen.

In der Naturlehre (Physica) beschreibt Hildegard die Feinstofflichkeit, die geheimnisvoll wirkenden Kräfte von Pflanzen und Tieren; dazu verwendet sie den Begriff Subtilität. Diese Beschreibung der Feinstofflichkeit der Natur finden wir übrigens nur bei Hildegard. Doch gerade diese, der Natur innewohnenden Kräfte, wirken sich beim Menschen entweder gesundheitsfördernd oder krankmachend aus, wie schon erwähnt.

Da wir ja bereits wissen, daß der Mensch gesund ist, wenn sich die Säfte im rechten Verhältnis zueinander befinden, können wir daraus schließen, daß der Mensch sich so ernähren soll, daß die Säfte untereinander im Gleichgewicht bleiben. Aber: Die einen Nahrungsmittel erhalten das Gleichgewicht der Säfte, die anderen stören es in ganz empfindlicher Weise, wieder andere harmonisieren ein bereits gestörtes Verhältnis. Deshalb unterscheiden wir gesundmachende, Gesundheit erhaltende und krankmachende Nahrungsmittel. So einfach, wie es hier auf dem Papier aussieht, ist es jedoch in der täglichen »Küchenpraxis« nicht. Das Nahrungsmittel, das einem normal gesunden Menschen Schaden zufügt, kann für einen bettlägrigen und kraftlosen Menschen zum Heilmittel werden.

Der Umfang dieses Buches erlaubt es nicht, alle Feinheiten der Hildegard-Diät weiterzugeben. Hier sollen nur Nahrungsmittel erwähnt werden, die für die Gesundheit des Menschen positive oder negative Auswirkungen haben.

Das wohl beste und universellste Nahrungsmittel für den Menschen ist der Dinkel (Triticum spelta).

Hildegard schreibt darüber:

»Der Dinkel ist das beste Getreide, und er ist warm und fett und kräftig, und er ist milder als andere Getreidearten, und er bereitet dem, der ihn ißt, rechtes Fleisch und rechtes Blut, und er macht frohen Sinn und Freude in der Seele des Menschen. Wie immer die Menschen ihn essen, sei es in Brot, sei es in anderen Speisen, er ist gut und mild.
Und wenn einer krank ist, daß er vor Krankheit nicht essen kann, dann nimm die ganzen Dinkelkörner und koche sie in Wasser unter Zugabe von Fett oder Eidotter; so daß man ihn wegen des besseren Geschmackes besser essen kann, und gib das dem Kranken zu essen, und es heilt ihn innerlich wie eine gesunde und gute Salbe.«

Keine andere Getreideart wird mit einer solchen Anzahl guter Eigenschaften beschrieben, weshalb die Hildegard-Diät in erster Linie auf eine Ernährung mit Dinkel baut. Jede Art der Zubereitung hat für den Menschen eine positive Auswirkung. Auch darf bei Dinkel ruhigen Gewissens Auszugsmehl verwendet werden, wenn Vollkornmehl oder Vollkornschrot eine zu große Umstellung bedeuten würde, wie das bei manchen Menschen, die geradezu eine Abneigung gegen Vollkornprodukte in sich haben, beobachtet werden kann.

Man wird also bei einer Umstellung auf Hildegard-Diät Weizen, Roggen, Hafer und Gerste konsequent durch Dinkel ersetzen, denn Dinkel ist das beste Getreide für die menschliche Ernährung.

Hier noch kurz zusammengefaßt die wichtigsten Eigenschaften der anderen Getreidearten:

Getreide	
Weizen:	nur als Vollkornmehl und gebacken 100%ig gut für Gesunde und Kranke, d. h. nur als Brot, Kuchen und Gebäck. Weizenauszugsmehl bereitet im Menschen Schleim und sollte deshalb nicht verwendet werden.
Roggen:	nur als Brot, für gesunde Menschen gut zu essen, gibt Kraft. Kranken und Magenschwachen wird die Verdauung des Roggen Schwierigkeiten bereiten.
Hafer:	gut für gesunde und leicht kränkliche Menschen mit guten Durchblutungsverhältnissen. Bereitet ihnen einen frohen Sinn, reinen klaren Verstand, gute Farbe und gesundes Fleisch. Für Kranke und Menschen mit Durchblutungsstörungen nicht geeignet, aus diesem Grund soll man Kranken keine Haferschleimsuppe geben.
Gerste:	zum Verzehr nicht geeignet, da sie sowohl Gesunden als auch Kranken Schaden zufügt.

In der nun folgenden Auflistung sind die Nahrungsmittel aufgeführt, die bei Hildegard gesundheitsfördernd wirken, bzw. dem Menschen keinen Schaden zufügen.

Wichtig!

Generell gilt, nur reife Nahrungsmittel verwenden, denn nur diese haben gesundheitsfördernde Eigenschaften.

Gemüse	
Gemüsefenchel:	uneingeschränkt gut zu essen.
Kichererbse:	für Gesunde wie für Kranke gut zu essen.
Kürbisse:	für Gesunde wie für Kranke gut zu essen.
Sellerie:	macht dem Menschen gute Säfte, aber nur in gekochtem Zustand. Depressive Menschen sollten ihn meiden.
Bohnen:	hier sind nur die Bohnenkerne gemeint, nicht die Fruchthülsen. Gut für gesunde und kräftige Menschen als ganze Bohnen, jedoch als Bohnenmehl leichter verdaulich.
Zwiebeln:	nur in gekochtem Zustand gut. Wie immer auch zubereitet, sollten sie Magenkranke meiden.
Gartensalat:	nur gesund, wenn er lange in einer Beize mit Dill oder Essig und Knoblauch durchziehen konnte.
Melde:	bewirkt eine gute Verdauung
Brennessel:	junge Triebe gekocht (als Brennesselspinat) reinigen den Magen von Schleim.
Rettich:	für kräftige und fette Menschen gut, nachdem er für drei Tage, nach der Ernte, in feuchte Erde eingeschlagen wurde. Kranken und mageren Menschen schadet er.
Pastinak:	erfrischt den Menschen, füllt den Bauch, nützt und schadet nicht.
Rote Bete:	»Die Rübe liegt schwer im Magen des Menschen, kann aber leicht verdaut werden. Gekochte Rüben sind besser als rohe, da sie dann keine schlechten Säfte liefern. Rote Bete soll man essen, wenn der Körpersaft zur Geschwürbildung führt, da sie das Geschwürige beseitigen. Lungenkranke müssen auf die Rüben verzichten, da sie die Lunge erschöpfen.«

33

Früchte	
Edelkastanien:	gut gegen jede Schwäche im Menschen. Ob roh, gekocht oder gebraten, ist sie ein Heil- und Nahrungsmittel für Jung und Alt.
Äpfel:	für Gesunde roh, gekocht oder gebraten gut. Für Kranke gekocht und gebraten gut; roh nur gut, wenn die Schale runzelig ist.
Quitten:	roh, gekocht und gedörrt gut für Gesunde und Kranke, da sie mit Giftstoffen im Körper aufräumen.
Birnen:	nur in gekochtem Zustand unbedenklich. Gekochte Birnen ohne Kochwasser wirken als Verdauungshilfe und Entgiftungsmittel. Roh gegessen belasten sie die Lunge.
Fruchtmispel:	gut für Gesunde und Kranke, wirkt blutreinigend.
Kornelkirsche:	gut für Gesunde und Kranke, reinigen Magen und Darm.
Kirsche:	unschädlich für Gesunde. Kranke sollten nicht zu viele essen, weil sie dadurch Beschwerden (Magenschmerzen, Übelkeit) bekommen können. Um diesen entgegenzuwirken, soll der Mensch nach reichlichem Genuß von Kirschen einen guten Schluck Wein trinken.
Brombeere:	verletzen weder den gesunden noch den kranken Menschen und werden leicht verdaut.
Datteln:	bei maßvollem Genuß geben sie dem Menschen Kraft. Zu viele Datteln beschweren den Menschen und machen ihn dämpfig (erschweren die Atmung).
Johannisbeere:	sollte nur in Verbindung mit anderen Früchten verwendet werden (z.B. Himbeer-Johannisbeermarmelade).

Himbeere:	Die Himbeerfrucht ist bei Hildegard nicht eigens erwähnt. Wir können aber aufgrund der guten Eigenschaften der Himbeerpflanze darauf schließen, daß auch die Frucht dieses Strauches dem Menschen keinen Schaden zufügt, wenn er sie ißt.
Zitrone:	*»Aber wenn auch die Früchte dieses Baumes gegessen werden, unterdrücken sie den Fiebersaft im Menschen.«* Zum Säuern von Salat und zur Bereitung von Zitronenlimonade als Durstlöscher geeignet.

Fleisch, Geflügel und tierische Produkte

Ziege:	gut für Gesunde und Kranke. Ziegenfleisch heilt brüchige Eingeweide und stärkt den Magen.
Schaf:	gut für Gesunde und Kranke. Schafleber reinigt den Magen. Schaflunge lindert Husten und Asthma.
Reh:	gut für Gesunde und Kranke. Rehleber räumt mit dem »Vichtleiden« (präkanzeröses Geschehen) im Menschen auf.
Hirsch:	gut für Gesunde und Kranke. Hirschleber nimmt die Gicht und wirkt magenreinigend.
Rind:	nur gut für Gesunde mit guten Durchblutungsverhältnissen.
Wildgans:	gut für Gesunde und Kranke.
Huhn:	gut für Gesunde, für Kranke nur dann gut, wenn es mit anderem Fleisch zusammen gekocht wurde. Gebraten für Kranke absolut ungeeignet.
Eier:	*»Alle Eier von Vögeln, die immer im Flug sind und kräftig fliegen können, sollen nicht gegessen werden. Aber die Eier des Haushuhns können mäßig gegessen werden.«* Auf Enten- und Gänseeier sollte man verzichten.

Butter:	»Die Kuhbutter ist heilsamer als Schaf und Ziegenbutter. Ein Mensch, der dämpfig ist, oder hustet, oder am Körper dürr ist, der esse Butter und sie heilt ihn innerlich und erfrischt ihn, das heißt, sie labt den (Lungen)Kranken und Mageren. Und für einen gesunden Menschen oder einen, der mäßig Fett am Körper hat, ist die Butter gut und gesund zu essen. Wenn man aber fettes Fleisch am Körper hat, esse er ihn mäßig (das rechte Maß), damit nicht sein krankes Fleisch noch dicker werde.« (Margarine wird bei Hildegard — wie sollte es auch anders sein — nicht erwähnt und wird in der Hildegard-Küche nicht verwendet.)
Milch:	siehe Getränke.

Fisch	
Waller (Wels):	gut für Gesunde und Kranke. Wallerleber reinigt den Magen.
Hecht:	gut für Gesunde und Kranke. Hechtleber sorgt für eine gute und leichte Verdauung.

Auch die folgenden Fischarten sind für Gesunde und Kranke gut zu essen:

Äsche
Rotauge
Haselfisch
Speckgrasse
Kaulbarsch
Barsch

Alle anderen Früchte, Gemüse, Fleisch- und Fischarten haben Einschränkungen in ihrer Verwendung oder sind dem Menschen sogar schädlich.

Ausdrücklich warnen will ich aber vor dem Genuß von:

Schweinefleisch (von Haus- und Wildschwein):

»Das Schwein ist etwas eiterig und immer gefräßig und frißt auch Unreines. Es ist ein unreines Tier deshalb ist sein Fleisch nicht gesund und weder für Gesunde noch für Kranke gut zu essen. Es vermehrt im Menschen Schleim und andere Schwächen und verursacht eine unheilvolle Unruhe in der Moral und in den Handlungen des Menschen, was schlecht ist. Auch entzündet das Schweinefleisch die Begierde im Menschen.«

Lauch (Porree):

»Dem Menschen verursacht der Lauch eine Beunruhigung in der Begierde. Roh gegessen ist er so schlecht und verderblich für den Menschen wie ein giftiges und unnützes Kraut, weil es das Blut und die Fäulnis und die Säfte des Menschen ins Gegenteil verkehrt. Das Blut nimmt nicht zu, die Fäulnis wird nicht vermindert, die schlechten Säfte werden nicht gereinigt.«

Erdbeeren:

»Die Erdbeeren verursachen einen Schleim im Menschen und sie taugen weder für Gesunde noch für Kranke zum Essen, weil sie nahe an der Erde und in fauliger Luft wachsen.« (Sie belasten die lymphatischen Organe und können Allergien auslösen.)

Heidelbeeren:

»Die Frucht aber schadet dem, der sie ißt, indem sie in ihm die Gicht (Rheuma) hervorruft.«

Linsen:

»Die Linse ist kalt und vermehrt weder das Mark des Menschen noch das Blut, noch das Fleisch, wenn sie gegessen wird, und sie verleiht ihm auch keine Kräfte. Sie sättigt nur den Bauch und füllt ihn mit Wertlosem. Sie reizt die kranken Säfte in ihm zum Sturm.«
(Kann auslösender Faktor von Krankheiten sein.)

Pflaumen, Zwetschgen:

»Die Frucht dieses Baumes ist sowohl für den Gesunden wie für den Kranken schädlich und gefährlich zu essen, weil sie die Schwarzgalle in ihm erregt, die bitteren Säfte in ihm vermehrt und alle Krankheiten, die im Menschen sind (latente Krankheitsanlagen) hervorbrechen läßt. Daher ist sie dem Menschen so gefährlich zu essen. Aber jede Pflaumenart, wie die Roßpflaume, oder die »Kriechen« und jede wilde Sorte, hat die gleiche Natur in ihrer Frucht, wie bereits erwähnt, mit dem Unterschied, daß jene Bäume, die größere Früchte tragen, auch größere Kräfte in sich haben.«
(Pflaumen können bereits auskurierte Krankheiten wieder aufleben lassen, wie zum Beispiel: Bronchitiden, Rheuma, Gicht, Gastritis ...)

Pfirsich:

»Die Frucht dieses Baumes zu essen taugt weder für einen Gesunden noch für einen Kranken, weil sie die gute Säftemi-

schung im Menschen zerstört und Schleim in seinem Magen erzeugt.«

Aal:

»... und sein Fleisch ist etwas unrein, und es ist für den Menschen nicht gesund zu essen, wie das der Schweine ...«

Diese Nahrungsmittel sollten von unserem Speiseplan gestrichen werden.
Ob roh, gekocht, gebraten, gebacken, gedünstet oder zusammen mit anderen Nahrungsmitteln stehen sie der Gesundheit des Menschen entgegen, da sie schlechte Säfte, Schleim, usw. hervorbringen, bzw. latente Krankheitsanlagen aktivieren können und somit eine Quelle von Krankheiten darstellen.

Gewürze	
Ackerminze:	roh oder gekocht als Fleisch- und Fischgewürz. Wirkt stuhlgangfördernd, hilft bei Verdauungsbeschwerden.
Bachminze:	roh oder gekocht in allen Gerichten lindert sie die Kurzatmigkeit, die ihren Ursprung in vielem Essen und Trinken hat.
Basilikum:	nicht als Gewürz beschrieben.
Beifuß:	gekocht in Gemüse- und Fleischgerichten heilt er einen kranken Magen und kranke Eingeweide.
Bertram:	auf welche Weise er auch gegessen wird, trocken oder in einer Speise, ist er nützlich und gut. Oft gegessen, vertreibt und verhindert er die Krankheit. Mindert in einem gesunden Menschen die Fäulnis und vermehrt

	das gute Blut, bereitet einen guten Verstand, bringt ganz Schwache wieder zu Kräften, sorgt für eine gute Verdauung, vermindert den Schleim im Kopf und vertreibt die Brustfellentzündung.
Bohnenkraut:	roh kräftigt es einen herz- und magenschwachen Menschen. Menschen, mit traurigem Gemüt, macht es froh, es heilt und klärt die Augen des Menschen.
Dill:	gekocht unterdrückt er die Gicht, roh bekommt er den Menschen nicht und macht sie traurig.
Dost-Origanum vulgare:	als Gewürz bei Hildegard unbrauchbar, da er den Menschen krank macht.
Fenchel:	auf welche Weise er auch gegessen wird, macht er den Menschen fröhlich, vermittelt ihm angenehme Wärme, guten Schweiß, eine schöne Gesichtsfarbe und bereitet eine gute Verdauung.
Galgant:	*»Und wer Herzschmerzen hat und wer im Herz schwach ist, der esse bald genügend Galgant.«* Kann in Fleischgerichten verwendet werden, auch als Wurstgewürz, schmeckt scharf.
Gelber Enzian:	*»Wer Herzschmerzen hat, als ob sein Herz kaum an einem Strange hinge, der esse Enzianpulver in Suppen, und das stärkt sein Herz.«* Zwei bis drei Messerspitzen Enzianpulver in einen Teller Dinkelgrießsuppe.
Gewürznelke:	gilt bei Hildegard als Heilmittel gegen Ohrensausen, Kopfschmerzen, Wassersucht, Gicht und Schluckauf: dazu täglich oft essen (2–3 x täglich Gewürznelke kauen).
Ingwer:	wer körperlich ausgelaugt und dem Sterben nahe ist, der nehme Ingwerpulver nüchtern in einer Suppe und esse manchmal etwas davon auf Brot, und es wird ihm besser gehen. Sobald es ihm besser geht, darf er nichts mehr davon essen, damit er davon keinen Schaden nimmt. Macht gesunde und fette Menschen dumm, faul und gefräßig (zügellos). (Ingwer ist das »Schweinefleisch unter den Gewürzen«.)

Knoblauch:	muß roh gegessen werden, weil er, gekocht, wie verdorbener Wein wird. Maßvoll essen, damit das Blut nicht zu sehr erhitzt wird.
Kubebenfrüchte:	*»Wenn jemand die Kubebe ißt, mäßigt sie die Begierde im Menschen, aber sie macht auch seinen Geist fröhlich und seinen Verstand und sein Wissen rein und erhellend klar.«*
Liebstöckel:	schadet dem Menschen nicht sehr, wenn er anderen Gewürzen zugegeben wird.
Muskatnuß:	öffnet das Herz, reinigt seinen Sinn und bringt einen guten Verstand.
Mutterkümmel (Kreuzkümmel):	*»Für den Menschen, der in der Lunge dämpfig ist, ist er gut, nützlich und gesund zu essen, ebenso für den Gesunden, weil er ihm einen guten Verstand bereitet, und dem, der zu warm ist, bereitet der eine milde Wärme (Hitzewallungen?). Sonstigen Kranken und Menschen mit Herzschmerzen fügt Mutterkümmel Schaden zu. Ein Mensch, der gekochten oder gebratenen Käse essen will, streue Kümmel darauf, damit er davon keine Schmerzen bekomme.«* (Bei Käseunverträglichkeit)
Petersilie:	ist roh besser und nützlicher als gekocht. Mildert Fieber, aber erzeugt im Geist des Menschen Schwerfälligkeit.
Pfeffer:	*»Viel gegessen schadet er dem Menschen und bereitet Brustfellentzündung. Aber wer milzsüchtig ist und wem es vor dem Essen ekelt, der soll in irgendeiner Speise Pfeffer mit Brot essen, und es wird ihm in der Milz bessergehen, und der Ekel vor dem Essen wird vergehen.«*
Quendel:	*»Wer krankes Fleisch hat, so daß es wie Krätze ausblüht, der würze Fleisch- und Gemüsegerichte oft mit Quendelpulver und sein Fleisch wird innerlich geheilt und gereinigt werden.«* (Hautausschläge jeder Genese)
Salbei:	roh und gekocht gut gegen schädliche Säfte. Salbeiblätter oder -pulver auf Brot gegessen mindern die schlechten Säfte.

Salz:	»Aber wenn ein Mensch die Speisen ohne Salz ißt, macht es ihn innerlich lau, aber wenn er mäßig mit Salz würzt, heilt und stärkt es ihn. Wer aber eine zu stark gesalzene Speise ißt, (so daß das Salz vorschmeckt), den macht es innerlich dürr und schadet ihm. Das Salz fällt nämlich wie Sand auf die Lunge, weil diese Feuchtigkeit benötigt, und macht sie dämpfig. Und auch die Leber schädigt es ein wenig, obwohl die Leber stark ist und das Salz verkraften kann. Daher muß jede Speise so gesalzen werden, daß die Speise mehr Geschmack hat, als das Salz in ihr gespürt wird.«
Schnittlauch:	roh gegessen schadet er Gesunden nicht. Kranken soll er gekocht werden, damit die Krankheit sich nicht vermehrt.
Senf:	Senfkraut ist zum Essen ungeeignet. »Sein Samen verleiht anderen Speisen Geschmack. Dem kranken, schwachen und kalten Magen ist er nicht bekömmlich, weil er ihn beschwert und nicht reinigt. Ein starker Magen wird mit ihm fertig. Er bereitet weder rechte Verdauung, noch reinigt er den Menschen.«
Weinessig:	»Der Essig kommt vom Wein und taugt zu allen Speisen. Wenn er den Speisen so beigegeben wird, daß er ihnen den Geschmack nicht wegnimmt, sondern daß der Essig ein wenig in ihnen wahrgenommen wird, dann reinigt der Essig, mit etwas Speise genommen, den Unrat im Menschen, und er mindert die Säfte in ihm, und die Speise nimmt den rechten Weg in ihm. Wenn aber mit soviel Essig gewürzt wurde, daß der Essiggeschmack alle anderen überdeckt, dann schadet es dem, der diese Speise ißt, weil sie kaum verdaut werden kann.«
Ysop:	gekocht und gepulvert ist er nützlicher als roh. Reinigt den kranken und stinkenden Schaum der Säfte und ist für alle Speisen nützlich. Reinigt die Leber und die Lunge ein wenig.
Zimt:	»Der Zimt hat sehr starke Kräfte; und er mindert die üblen Säfte und bereitet gute Säfte im Menschen.«

Süßungsmittel	
Zucker:	In der Hildegard-Heilkunde wird der Zucker nicht aus der täglichen Küche verbannt, wie wir das von ein paar Ernährungsrichtungen her kennen. Er wird in die Ernährung mit einbezogen und auch als Heilmittel benutzt. Zum Süßen bevorzugen wir den Zucker, der aus dem Zuckerrohr gewonnen und nicht industriell behandelt wurde. Zum täglichen Gebrauch kann man auch Rübenzucker einsetzen, allerdings muß hier wieder »das rechte Maß« als Maßstab herangezogen werden. Zur richtigen Dosierung beachten wir den Hinweis Hildegards, den sie uns bei den Gewürzen, sowie bei Salz und Essig mit auf den Weg gibt: *»Nur soviel, daß er nicht vorschmeckt und den Geschmack des Gesüßten übertrifft.«* Als Heilmittel oder Heilmittelzusatz verwenden wir ausnahmslos Roh-Rohrzucker.
Honig:	*»Und ein Mensch, der fett ist und fettes Fleisch hat, und der oft Honig ißt, bereitet Fäulnis in sich. Wer aber mager und trocken ist und ihn kocht, wird von ihm geschädigt.«* Honig ist also für dicke Menschen schlecht, ebenso für hagere Menschen, wenn er gekocht wurde (erhitzt, als Süßungsmittel in gekochten und gebackenen Speisen). Für »normale« Menschen, die weder zu dick noch zu dünn sind, gibt es keinerlei Einschränkungen. Honig sollte nicht zum alltäglichen Süßen herangezogen werden, sondern immer eine kleine Kostbarkeit sein, mit der man maßvoll umzugehen vermag. Aus den Heilmitteln Hildegards ist der Honig nicht wegzudenken. Bei den Getränken gilt, wie in der ganzen Hildegard-Heilkunde, das rechte Maß zu finden und einzuhalten. Grundsätzlich sollte laut Hildegard während der Mahlzeiten getrunken werden, da dies unter anderem eine gute Verdauung bewirkt.

Getränke	
Bier (Dinkelbier):	»Das Bier macht das Fleisch des Menschen fett und gibt seinem Gesicht eine schöne Farbe durch die Kraft und den guten Saft des Getreides.«
Wein (gewässerter):	»Der Wein heilt und erfreut den Menschen (maßvoll getrunken) mit seiner gesunden Wärme und seiner großen Kraft ... Der Mensch, der guten, starken Wein trinken will, soll diesen mit Wasser mischen, damit seine Kraft und Wärme etwas gemildert und gemäßigt wird.«
Fencheltee:	»Wie auch immer Fenchel gegessen (oder getrunken) wird, macht er den Menschen fröhlich ... und erzeugt eine gute Verdauung ... Auch sein Same ist nützlich für die Gesundheit des Menschen.«
Salbeitee:	»(...) nützlich gegen die kranken Säfte, weil er trocken ist.« Bei Magen- und Blasenschwäche und zur allgemeinen Entgiftung, jedoch nicht über längere Zeit und in hoher Dosierung, um mögliche Überempfindlichkeitsreaktionen zu vermeiden.
Dinkelkaffee (geröstete Dinkelkörner):	»Und wie immer die Menschen den Dinkel essen, sei es in Brot, sei es in anderen Speisen (Zubereitungen), ist er gut und mild.« Fördert die Verdauung.
Obst- und Gemüsesäfte:	»Wenn der Mensch häufig Getränke, die einen besonderen Saft enthalten, wie z.B. den Saft der Gartenkräuter und des Obstes, zu sich nimmt, ohne dabei Brot mitzuessen, dann bereiten ihm diese Säfte Kopfschmerzen, die aber rasch wieder vergehen.«
Milch:	»Die Milch von Kühen, Ziegen und Schafen und alle Milch ist im Winter heilsamer als im Sommer. Gesunden schadet die Sommermilch, Kranke und Schwache dürfen sich durch sie etwas stärken.« Aber auch bei der Wintermilch wird eine »Entgiftung« empfohlen: Für Gesunde: Brennesselwurzeln trocknen und in die Milch einlegen. Für Kranke: die Milch kochen und getrocknete Brennesseln einlegen.

Mineralwässer:	Mineralwässer können wegen ihrer unterschiedlichen Zusammensetzung und feinstofflichen Beschaffenheit, die von den jeweiligen Jahreszeiten abhängt, nicht uneingeschränkt empfohlen werden. Wer auf Mineralwasser trotzdem nicht verzichten will, kann im Sommer ein natrium- und kohlensäurearmes Quellwasser trinken.

Bei Hildegard lesen wir über das Wassertrinken:

»*Im Sommer, wenn der Mensch inwendig sehr warm ist und dabei körperlich gesund, soll er mäßig lauwarmes Wasser trinken und gleich nachher ein wenig hin und her gehen, damit ihm dadurch warm wird. Das ist für die Gesundheit des Leibes (eines gesunden, kräftigen Menschen im Sommer) vorteilhafter, wie wenn er Wein trinken würde. Aber wer am Körper schwach ist, soll im Sommer mit Wasser gemischten Wein oder Bier trinken, weil ihn das mehr erquickt (wiederherstellt), wie wenn er Wasser (pur) trinken würde.*«

Der Begriff Diät ist bei Hildegard nicht so einseitig, daß er sich nur auf die Auswahl und Zubereitung von Nahrungsmitteln beschränkt; er erstreckt sich mehr auf das tägliche Leben, als wir das von bisherigen »Heilsystemen« her kennen.

Die Diät in der Hildegard-Heilkunde hat nicht nur das körperliche Wohlergehen des Menschen im Auge. Bei ihr ist körperliches und seelisches Wohlbefinden voneinander nicht zu trennen. Um nun in dieses Gleichgewicht zu kommen und es auch zu wahren, müssen wir neben der richtigen Ernährung noch ein paar Punkte beachten. Für die Einnahme der täglichen Nahrung gibt uns Hildegard folgende Hinweise mit auf den Weg:

»Einem körperlich gesunden Menschen ist es gut und heil-sam für eine ordentliche Verdauung, wenn er bis kurz vor Mittag nicht frühstückt.
Einem kranken, hinfälligen und körperlich heruntergekom-menen Menschen aber ist es gut und heilsam, wenn er mor-gens frühstückt, damit er die Kräfte, die er aus sich nicht hat, wenigstens aus der Nahrung entnimmt.«

Das manchen Menschen unliebsame Frühstück kann man also, ohne Schaden an Leib und Seele zu nehmen, ersatzlos ausfallen lassen — wenn man gesund ist. An-statt dessen darf ein Spätstück, heute bezeichnen wir das — dank der englischen Sprache — als Brunch, einge-nommen werden. Das bedeutet aber nicht — wie viele meinen —, daß man bis Mittag im Bett bleiben muß, um das Frühstück ausfallen zu lassen.
Woraus soll nun dieses »Brunch« bestehen?

»Solange ein Mensch noch nüchtern ist, soll er zunächst ein Gericht zu sich nehmen, das aus Früchten und Mehl zube-reitet ist, weil dies eine trockene Speise ist und dem Men-schen gesunde Stärke verleiht. Auch soll dies eine warme Speise sein, damit sein Magen warm wird. Eine kalte Speise, als erstes gegessen, macht dem Menschen den Magen so kalt, daß er nachher durch eine warme Speise kaum wieder warm werden kann. Deshalb soll er als erstes eine warme Speise zu sich nehmen, bis der Magen ordentlich angewärmt ist.«

Welche Krankheiten ein sogenannter »kalter Magen« — provoziert durch kalte Mahlzeiten und Getränke — aus-lösen kann, werden wir im Therapieteil noch sehen. Auch lesen wir hier von warmer Speise aus Früchten mit Mehl. Keine Rede von heißen Mahlzeiten, Schweinebra-ten mit Kraut und Knödel usw., wie viele von uns das gewohnt sind. Diese erste warme Speise aus Früchten und Mehl kann z. B. ein Dinkelmüsli (in Wasser gequollene und gekochte Dinkelflocken, -körner oder -schrot mit gedünsteten Äpfeln oder Himbeeren, gewürzt mit Zimt, Bertram oder Galgant und gesüßt mit Rohrzucker (oder evtl. mit Honig) oder eine Dinkelgrieß- oder Dinkel-mehlsuppe (evtl. mit Gemüsefenchel, Kürbis) sein. Doch wenn der Magen einmal warm ist, dann bringt ihn so schnell nichts mehr aus der (Verdauungs-)Arbeit.

»Ißt er nachher eine kalte Speise, so überwältigt die über den Magen hin verbreitete Wärme die nachfolgende Kälte in der Nahrung. Alles Obst, alle Saft und Feuchtigkeit enthalten-den Dinge, z.B. Kräuter soll er bei seiner ersten Mahlzeit meiden, weil diese ihm Fäulnis und Schleim sowie Unruhe in den Säften bringen würden. Nachher wenn er schon et-was gegessen hat (nach den ersten Bissen), kann er sie genie-ßen, und sie bringen ihm dann mehr Gesundheit als Schwä-che.«

Also, zuerst ein paar Happen ohne Obst und Kräuter zu sich nehmen, dann darf man mit frischem Obst und fri-schen Kräutern würzen.

Hat man nun sein »Spätstück« eingenommen, dann empfiehlt Hildegard folgendes:

»Der Mensch soll nicht gleich nach dem Essen schlafen, be-vor der Geschmack, der Saft und der Geruch der Speisen an ihren Ort gelangt sind ... Wenn aber der Mensch eine klei-ne Weile auf den Schlaf verzichtet hat und sich dann für ei-ne kleine Weile zum Schlaf hinlegt, dann nehmen sein Fleisch und sein Blut dadurch zu und er wird davon ge-sund.«

Eine Aufgabe der Seele ist es, die aufgenommene Nah-

rung an die für diese vorgeschriebenen »Verdauungs«-
Orte zu leiten. Damit sie aber ihre Verteilerrolle sinnvoll
erfüllen kann, muß der Mensch wach sein. Nur so ist es
verständlich, daß man nicht sofort nach dem Essen
schlafen darf, sondern erst den guten Nachgeschmack
der verzehrten Speisen genießen soll, um dann danach
den Mittagsschlaf abzuhalten. Erst dann, ca. 15 Minuten
nach dem Mittagessen, hat er eine absolut gesundheitsfördernde Wirkung bei jungen wie bei alten Menschen.

*»Auch zur Nacht kann der Mensch, wenn er will, dieselben
Speisen und Getränke zu sich nehmen, die er am Tag genossen hat, und er soll auch so zeitig vor der Nacht essen, daß er
seinen (Abend-)Spaziergang machen kann, ehe er sich zur
Ruhe begibt.«*

Wenn wir diese Hinweise beachten, dann müssen wir
den Mitternachtsschlemmereien, wohl oder übel, eine
Absage erteilen. Der Spaziergang nach dem Abendessen
darf zur Gewohnheit werden und soll natürlich noch
bei Tageslicht durchgeführt werden. Wenn es dann dunkel wird, darf man sich zur Ruhe begeben, aber nicht im
nächstbesten Wirtshaus.
Einen weiteren Gesichtspunkt — in bezug auf die Lebensweise — finden wir in den Zyklen, denen der
Mensch unterworfen ist. Diese gilt es wieder zu leben
und zu beachten, obwohl wir uns heute in der Regel gegen sie wenden.
Hat Gott den Menschen diesem Phänomen unterworfen, damit er — der Rebell in der Schöpfung — sich an eine Ordnung halte? Die Wirkung ist unbestritten. —
Doch beachtet der Mensch diese Zyklen, oder lebt er gegen sie? Diese Fragen muß jeder für sich selbst beantworten.

Welchen Abläufen ist nun der Mensch unterworfen?

Der kürzeste Zyklus, dem der Mensch sich beugen muß, ist der Tag. Dieser wiederum ist in zwei Teile geteilt: die Helligkeit und die Dunkelheit, der Tag und die Nacht — gleichzusetzen mit der Zeit des Wachens und der Zeit des Schlafens. Beides ist für den menschlichen Körper wichtig, da sie — jeder auf seine Weise — den Körper kräftigen und erhalten, wie Hildegard schreibt:

»Der Mensch ist in zwei Teile geteilt, den des Wachens und den des Schlafens. So wird auch der menschliche Körper auf doppelte Weise ernährt, einmal dadurch, daß er (am Tag beim Wachsein) mit Speise gefüllt wird, einmal dadurch, daß er (während der Nacht) durch den Schlaf wieder erfrischt wird.«

Während des Tages kräftigt der Mensch seinen Körper mit Speis und Trank, doch auf welche Weise erfrischt der Schlaf den Menschen? Wir wissen, daß ein Mensch, der ständig am Schlafen gehindert wird, innerhalb kurzer Zeit stirbt.

Was geschieht also während des Schlafens im Körper?

»Denn wenn der Mensch schläft, erholt sich sein Mark und nimmt zu, und wenn er wacht, wird sein Mark etwas verdünnt und geschwächt, wie der Mond bei seinem Zunehmen wächst und beim Abnehmen kleiner wird, und wie die Wurzeln der Pflanzen im Winter ihre Lebenskraft in sich behalten, die sie im Sommer als Blüten aussenden. Daher wird, wenn das Mark des Menschen entweder durch Arbeit ermüdet oder durch Nachtwachen erschöpft ist, der Mensch vom Schlaf überwältigt und schläft leicht ein, gleichgültig, ob er steht oder sitzt oder liegt, weil seine Seele das Bedürfnis ihres Leibes fühlt ... Im Schlafe aber erwärmt sich sein

Mark, weil es dann zunimmt, fett und wieder ganz heil wird.«

Der Mensch ist ohne diesen Tag- und Nacht-Rhythmus nicht lebensfähig, und trotzdem mißachtet er häufig seine körperlichen Bedürfnisse.

Ein weiterer Zyklus, den viele von uns nicht mehr am eigenen Körper spüren, dem aber trotzdem die gesamte Natur und somit auch der Mensch unterworfen ist, ist das rhythmische Zu- und Abnehmen des Mondes. Dieser hat für das Leben auf der Erde eine große Bedeutung. Durch seine Anziehungskraft hält er die Weltmeere in Bewegung und ist somit für die Gezeiten — Ebbe und Flut — verantwortlich.

Wenn nun der Mond diese riesigen Wassermassen in diesem »großen System — Erde« tagtäglich bewegt, — wird sich so mancher fragen — kann er da nicht auch für die Feuchtigkeitsbewegungen in anderen, »kleineren Systemen« verantwortlich gemacht werden? Zum Beispiel in den Pflanzen und Bäumen?

Auf diese Frage finden wir bei Hildegard folgende Antwort:

»Auch in den Bäumen, die von ihrer Wurzel aus ergrünen, nimmt der Saft zu bei zunehmendem Mond und sinkt bei abnehmendem Mond.«

Wie sieht es da bei den Tieren aus?

»Auch bei den unvernünftigen Tieren nimmt das Blut mit zunehmendem Mond zu, und wird weniger wenn dieser abnimmt, jedoch in geringerem Grad wie beim Menschen.«

Beeinflußt er etwa auch den Menschen?

»Ist der Mond im Wachsen, dann vermehrt sich auch das Gehirn und das Blut im Menschen. Nimmt der Mond wieder ab, so vermindert sich auch Gehirn- und Blutsubstanz im Menschen. Das ist regelmäßig so, bei der Frau wie beim Mann.«

So mancher spürt bei Vollmond, daß er unruhiger schläft, leicht gereizt ist oder sich nicht voll auf eine Sache konzentrieren kann.
Das sind Wirkungen des Mondes! Welche greifbaren Auswirkungen hat er auf Pflanzen und Tiere, und wie können wir sie für uns nutzbar machen?

»Daher werden die Bäume, wenn sie bei zunehmendem Mond gefällt werden, wegen des in ihnen verbleibenden Saftes und der Feuchtigkeit leichter von Würmern und vom Holzfraß aufgefressen, wie wenn sie bei abnehmendem Mond geschlagen werden.
Werden sie bei abnehmendem Mond gefällt, so werden sie, weil jetzt der Saft in ihnen vermindert ist, ein wenig in eine Art Härte umgewandelt, so daß die Würmer umso weniger in ihnen wachsen und der Holzfraß ihnen umso weniger schaden kann.«

Bau- und Möbelholz soll bei abnehmendem Mond geschlagen werden. Wir werden dazu einen Monat wählen, in dem die Natur von sich aus wenig Saft in den Baum schickt — nämlich im November, Dezember und Januar. Wenn nun in diesen Monaten, bei abnehmendem Mond, Holz geschlagen wird, dann ist dieser Rohstoff auch ohne Imprägnierung sehr dauerhaft und widerstandsfähig.

Das wußten auch die alten Holzfäller, Zimmerer und Schreiner. Leider ist dieses Wissen um den richtigen Zeitpunkt heute nicht mehr gefragt. Mit viel technischem und chemischem Aufwand wird heute versucht, Holz, das unter falschen Naturvoraussetzungen geschlagen wurde, zu konservieren und widerstandsfähig zu machen. Ein Großteil dieser Bemühungen könnte eingespart werden, wenn schon im Wald der präventive Holzschutz, im Sinne eines richtig gewählten Fällzeitpunktes, Beachtung finden würde.

Selbst Brennholz, das unter diesen Bedingungen geschlagen wurde, brennt länger und gibt somit mehr Wärme ab.

Aber nicht nur in bezug auf das Bau- und Möbelholz, sondern auch — und das ganz besonders — auf das Obstgehölz zeigt der Mond diese Wirkung, die wir beim Pflanzen und Beschneiden mit ins Auge fassen sollen.

»Pflanzen und Beschneiden der Bäume geschehen für deren Gedeihen besser bei abnehmendem wie bei zunehmendem Mond, weil, wenn dies bei zunehmendem Mond vorgenommen wird, die Bäume häufig wegen des aufsteigenden und überschüssigen Saftes kümmern, schlecht anwurzeln und weniger gut vorwärts kommen, wie wenn es bei abnehmendem Mond stattfindet. Wenn es bei abnehmendem Mond vorgenommen wird, liegt im Inneren der Bäume mehr und stärkere Lebenskraft verborgen, weil dann der Saft zu einem Teil vermindert ist, und deshalb fassen sie schneller Wurzeln und halten besser aus, wie wenn sie im vollsten Saft sind, weil der Saft nachher bei wachsendem Mond aus den beschnittenen Stellen ausfließt.«

»Auch der Weinstock soll bei abnehmendem Mond beschnitten werden, weil er dann mehr und größere Früchte trägt und nicht so leicht ausblutet.«

Diesen Hinweis sollen alle Obst- und Weinbauern ernst nehmen, da sie sonst mit ihrem »Kapital« — ihrem Obst- und Weingarten — zu verschwenderisch umgehen. Jeder Tropfen Saft, der an der Schnittstelle ausläuft, kostet einen kleinen Anteil vom Ertrag. Deshalb seien Sie sparsam mit dem Saft in Ihren Pflanzen, außer Sie haben es gerade auf diesen Saft abgesehen. Zur »Ernte« des Rebstockwassers (siehe Ohrenschmerzen) ist es ratsam, einen Rebstock bei zunehmendem Mond zu schneiden, da mehr Saft ausfließt.

Aber dieser Mehrertrag an Rebstockwasser geht auf Kosten des Rebstocks.

Nicht nur in Obst- und Waldbäumen und Weinreben reguliert der Mond den Säftestrom, auch in den Heilpflanzen lenkt er die Säfte und wirkt auf deren Zusammensetzung mit ein. Zum Sammeln der Kräuter gibt uns Hildegard folgenden Rat:

»*Edle und heilsame Kräuter die bei wachsendem Mond von der Erde abgeschnitten oder mit der Wurzel ausgezogen werden, eignen sich, weil sie dann vollsaftig sind, besser zur Bereitung von Latwergen, Salben und jeglicher Arznei, als wenn man sie bei abnehmendem Mond sammelt.*«

Diese Kräuter sollen aber frisch verarbeitet werden. Auch zur Ernte von Obst und Gemüse und zum Schlachten der Tiere erhalten wir einen Hinweis:

»*Auch alle Gemüse und Früchte, die bei wachsendem Mond gesammelt werden, haben, wie auch das Fleisch um diese Zeit geschlachteter Tiere, mehr Nährwert, weil sie dann voll Saft und Blut sind, wie wenn sie bei abnehmendem Mond gesammelt oder geschlachtet werden.*«

Alles, das bei zunehmendem Mond geerntet wird, hat mehr Saft und Kraft, verdirbt aber leichter. Deshalb soll diese Ernte frisch verarbeitet und verwendet werden. Um lagerfähige Ware zu erhalten, müssen wir folgendes beachten:

»Eine Ausnahme hiervon macht der Fall, daß sie länger aufbewahrt werden sollen, weil es dann wegen der Zusammenziehung des abnehmenden Mondes, durch die auch sie zusammengezogen werden, besser und vorteilhafter ist, Gemüse und Obst zu ernten, und das Vieh zu schlachten, wenn der Mond abnimmt, damit sie sich umso länger halten können.«

Etwas komplizierter ist der Hinweis Hildegards über die Wirkung des Mondes auf das Getreide; sowohl bei der Ernte als auch bei der Aussaat.

»Auch das Korn, das in der Ernte von den Schnittern bei wachsendem Mond geschnitten wird, liefert mehr Mehl, wie wenn es bei abnehmendem Mond gemäht wurde, weil es bei zunehmendem Mond seine ganze Vollkraft besitzt, die bei abnehmendem Mond etwas beschränkter ist.
Dagegen kann es bei abnehmendem Mond geerntet, seine (Keim)Kraft besser bewahren, wie wenn es bei zunehmendem Mond geschnitten wird. Korn, das bei zunehmendem Mond geerntet, aber zur Aussaat in die Erde geworfen wird, bewurzelt sich schneller, geht auch rascher in den Halm und bringt schneller und mehr Stroh, aber weniger Ertrag, wie wenn es bei abnehmendem Mond geschnitten würde ...
Was bei abnehmendem Mond geerntet und zur Aussaat verwandt wurde, keimt und wächst zwar langsamer bringt auch weniger Halm, liefert aber größeren Ertrag an Korn,

wie wenn es bei wachsendem Mond geschnitten worden wäre.

Grundsätzlich geht jede Art von Samen, der bei zunehmendem Mond in die Erde kommt, schneller auf, wächst rascher und bringt auch mehr Grün(-masse), weil er bei zunehmendem Mond sich entwickelt, wie wenn er bei abnehmendem Mond ausgesät worden wäre, weil, wenn er in dieser Zeit gesät wurde, er langsamer auskeimen würde, bis er in guter Kraft weiter wächst.«

Wir müssen uns nur fragen, was wir benötigen und was wir wollen!

Wollen wir haltbare Ware für die Lagerung?

Dann müssen wir bei abnehmendem Mond ernten. Wollen wir nährstoffreiche Nahrung und heilsame Frischkräuter?

So ist es richtig, bei abnehmendem Mond zu ernten. Im selben Prinzip geht das mit der Aussaat. Da wir in der Regel keinen Einfluß darauf haben, wann das Saatgut geerntet wurde, so müssen wir wenigstens bei der Aussaat unsere Aufmerksamkeit auf den Mondstand richten.

Das ganze funktioniert wieder nach dem bekannten Spiel: Was wollen wir?

Wollen wir mehr Früchte (Getreide, Samen, Bohnen ...)?

Dann müssen wir bei abnehmendem Mond säen.

Wollen wir mehr Grünmasse (Salat, Kräuter, Blumen, Gras ...)?

So ist es richtig, bei zunehmendem Mond zu säen. Diese Erkenntnisse um die Mond-Wirkungen können wir in unser tägliches Leben mit hineinnehmen.

Als Landwirt kann ich mir folgendes zurechtlegen: Wenn das Gras bei abnehmendem Mond zur Heuernte geschnitten wird, dann trocknet das Heu schneller, da es von Anfang an weniger Feuchtigkeit in sich hatte, und die Wiese wächst dann um so kräftiger, weil das Gras weniger Säfteverlust hatte.

Wenn Sie Blumen in eine Vase stellen, dann schneiden Sie diese am besten bei zunehmendem Mond, da sie dann länger frisch bleiben durch die aufgestiegenen Säfte.

Auch der Weihnachtsbaum hält länger und nadelt nicht so schnell, wenn er bei zunehmendem Mond geschlagen wurde.

Jeder ist aufgefordert, sich seine Gedanken zu machen und diese Erkenntnisse in die tägliche Praxis umzusetzen.

Man muß nur mit offenen Augen durch die Natur gehen, und schon erhält man von überall her die schönsten Anregungen. Wie ich im Krankheitsbild der Schuppenflechte bereits angeführt habe, ist die Gallenblase des Hasen bei zunehmendem Mond stärker gefüllt wie bei abnehmendem Mond. Das sollten sie für den »Schlachttermin« vormerken.

Wie erkenne ich nun, ob der Mond zu- oder abnimmt? Zum einen können wir die Mondphasen fast in jedem Kalender ablesen, oder wir betrachten uns den Mond selbst.

Um nun den abnehmenden vom zunehmenden Mond zu unterscheiden, gibt es eine Eselsbrücke.

Wir benötigen dazu den Buchstaben *a* und den Buchstaben *z*.

Ist der Mond im Abnehmen, dann hat er die sichtbare Rundung auf der linken Seite, wie beim *a* (*a* wie *a*bnehmend).

Nimmt der Mond zu, dann ist die Rundung des Mondes auf der rechten Seite sichtbar (*z* wie *z*unehmend).

In den Kalendern wird der Vollmond mit einem hellen

Kreis dargestellt ○ und der Neumond mit einem schwarzgefüllten Kreis ●.

Der Mond vermag Großartiges in der Natur zu vollbringen:

Er regelt den gesamten Säftefluß auf der Erde und ist sogar für die Jahreszeiten, und — mit Umwegen — für das gesamte Wetter verantwortlich.

Weder die Sonne noch die Planeten haben einen solchen Einfluß auf die Erde und den Menschen; wie uns Hildegard zu wissen gibt:

»Man darf nicht daran denken, daß die Säfte der menschlichen Körper von der Sonne bestimmt und so von ihr beeinflußt würden, weil diese sich selbst immer gleich bleibt und weder zu- noch abnimmt ...

Auch nach den Sternen dürfen sie nicht beurteilt werden, weil die Sterne nicht nur aus sich selbst heraus handeln, sondern vom Monde abhängig sind ...

Dasselbe gilt für die Jahreszeiten, weil diese durch den Mond geregelt werden, und auch für die Beschaffenheit der Luft, also Regengüsse oder die Dürre des Winters oder des Hochsommers, weil auch diese unter dem Einflusse des Mondes wirken. Alles wird nach dem Mond geregelt, weil er die Mutter aller Jahreszeiten ist und, wie die Söhne einer Mutter nach der Mutter gezählt werden, so auch alle Zeiten nach dem Mond gerechnet werden ...«

So wird zum Beispiel auch das Osterfest nicht nach einem bestimmten Kalendertag festgesetzt, sondern nach dem Mond. Wir feiern Ostern am 1. Sonntag nach dem Frühlings-Vollmond.

Warum bewirkt der Mond immer wieder Unwetter?

Eigentlich ist es der Mensch, der Unwetter und auch andere Naturkatastrophen provoziert. Diese Beeinflus-

sung des Wetters durch den Menschen nimmt ihren Weg über die vier Elemente.
Der Mensch besteht nämlich aus den vier Elementen und wirkt mit ihnen.

»Die Elemente aber trinken alles, was zur menschlichen Natur gehört, wenn der Mensch die Elemente in sich aufnimmt, weil der Mensch mit ihnen ist, und sie mit dem Menschen sind, und demgemäß fließt auch das Blut des Menschen. Daher steht auch geschrieben: Himmel und Erde klagen über den Menschen(!), weil die ruhelosen Zwistigkeiten in den Werken der Menschen die Elemente oft in Bewegung setzen, wie wenn ein Mann ein Netz in seiner Hand hält und dies bewegt. Ebenso auch bringt der Mensch die Elemente in Bewegung, so daß sie, je nach seinem Tun, ihre Ausstrahlung aussenden ...
Wenn der Mensch so handelte, wie er eigentlich müßte, würden alle Jahreszeiten und die Luft (das Klima) in den Jahreszeiten gleich bleiben, also in dem einen Frühjahr wie in dem vergangenen Frühling, in diesem Sommer wie im letzten Sommer und so auch die übrigen.«

Warum ist denn das Wetter so verdreht?

»Weil aber der Mensch in seinem Ungehorsam sich über die Furcht vor und die Liebe zu Gott hinwegsetzt, überschreiten auch alle Elemente und Zeiten ihre Rechte.«

Wir brauchen also nicht so krampfhaft nach den Verursachern der Unwetter zu suchen. Weder Ozonloch, Umweltverschmutzung, noch Treibhauseffekt sind die eigentlichen Urheber der Unwetter, denn auch diese hat der Mensch selbst mit seinem krankhaften Ehrgeiz, seinem Profitdenken und seiner Rücksichtslosigkeit »geschaffen«. (Das sind alles Eigenschaften, die der Nächstenliebe im Wege stehen.)

Der Mond »regiert« zwar die Natur und regelt den Säftefluß im Menschen, aber er herrscht nicht über den Menschen, in dem Sinne, daß der Mensch ein willenloses Geschöpf in »der Hand des Mondes« wäre:

»Die Zeit des Mondes regiert nicht über die menschliche Natur wie wenn er ihr Gott sei und als ob der Mensch irgendwelche Naturkraft von ihm erhielte oder als ob der Mond der menschlichen Natur irgendetwas zuwende oder entzöge oder für irgendetwas bestimme.«

Der Mensch ist diesem Auf und Ab unterworfen, aber in seinen Entscheidungen ist er frei und kann die Elemente dazu veranlassen, über ihn zu klagen, oder er bemüht sich, seinem Schöpfungsauftrag nachzukommen.

Ein weiterer großer Zyklus, dem der Mensch unterworfen ist, das sind die vier Jahreszeiten. Doch auch diese werden vom Mond beeinflußt, wie wir bereits gehört haben.

Eine Aufgabe des Menschen ist es, sich dieser naturgegebenen Abläufe wieder bewußt zu werden und nach dem Ordnungsprinzip der Natur zu leben. Versucht er, seine Natur zu leugnen und sich gegen sie zu wenden, so verfällt er in den Zustand der Krankheit.

Die Ausleitungsverfahren

Hildegard beschreibt in »Ursachen und Behandlung der Krankheit« drei verschiedene Ausleitungsverfahren. Dies sind:

1. Der Aderlaß
2. Das Schröpfen
3. Das Setzen von Brennkegeln

Der Aderlaß

Der Aderlaß hat sich heute — teilweise auch schon in der Schulmedizin — als eines der wirkungsvollsten Mittel zur Entgiftung des gesamten Organismus herausgestellt. Um jedoch diese Entgiftung optimal für sich zu nutzen, ist es notwendig, ein paar Punkte zu beachten. Dem Aderlaß sind bei Hildegard rund zehn Seiten gewidmet, deshalb will ich versuchen, diese zehn Seiten in eine kurze aber doch verständliche Form zu bringen.
Viele werden sich fragen: »Warum soll ich einen Aderlaß machen lassen?« Darauf antwortet Hildegard:

»Sind bei einem Menschen die Gefäße mit Blut gefüllt, so müssen sie von dem schädlichen Schleim und dem durch die Verdauung gelieferten Saft gereinigt werden ...
Wer aber viel Blut hat und völlig gefüllte Gefäße und sein Blut nicht durch Aderlaß oder Schröpfen reinigt, dessen Blut wird etwas wachsig und unkräftig werden, und so verfällt der Mensch in Krankheit ...
Wird bei einem Menschen ein Gefäß angeschnitten, ... so fließen fauliges und zersetztes Blut gleichzeitig mit ab. Sobald die Fäulnis mit dem Blut ausgeflossen ist, kommt reines Blut heraus, ... dadurch ändert sich die Farbe des Blu-

*tes. Jetzt stehen Säfte und Blut in gleichem Verhältnis zuein-
ander … und man muß nun den Aderlaß beenden, … weil
die Schleime sonst die Schwarzgalle und sonstige Krankheiten im Menschen aufrühren würden. Ein in der Menge übertriebener Aderlaß schwächt den Körper, ein maßvoll ausge-
führter bringt dem Menschen Gesundheit.*

*Einem gesunden und kräftigen Menschen kann man viertel-
jährlich soviel Blut entziehen, wie ein kräftiger durstiger
Mann auf einen Zug Wasser trinken kann (ca. 100–150 ml),
einem körperlich Schwachen jährlich oder halbjährlich soviel, wie ein Ei von gewöhnlicher Größe fassen kann (30–50
ml).*

*Der Aderlaß soll stets nüchtern, bei körperlich Schwachen
nach einer kleinen Stärkung, bei abnehmendem Mond
durchgeführt werden, und zwar in den ersten sechs Tagen
nach Vollmond. Bei zunehmendem Mond durchgeführt,
schadet der Aderlaß!«*

Für Männer gilt folgende Regel:
Ab dem 20. bis 30. Lebensjahr zwei- bis viermal jährlich
pro Aderlaß ca. 30–50 ml. Ab dem 30. bis zum 50. Lebensjahr kann der Aderlaß drei- bis viermal jährlich
durchgeführt werden, pro Aderlaß ca. 100–150 ml.
Ab dem 50. bis zum 80. Lebensjahr nur noch einmal
jährlich und auch nur die Hälfte des bis dahin gelasse-
nen Blutes. Ab dem 80. Lebensjahr ist der Aderlaß dem
Mann schädlich.
Für Frauen gelten dieselben Regeln wie bei den Män-
nern, allerdings kann der Aderlaß bis zum 100. Lebensjahr durchgeführt werden, da dieser hier eine größere
Notwendigkeit hat als beim Mann, was sich auch in der
monatlichen Menstruation zeigt.
Zur Ader gelassen wird an einer der drei Hauptvenen in
der Armbeuge, weil er da am wirksamsten ist. Wir unter-

scheiden Kopf, Herz- und Leberader und je nach Beschwerden und Krankheitsbild wird die geeignete Ader gewählt.

Nach dem Aderlaß muß man drei Tage lang hell strahlendes Sonnenlicht, das Licht von brennendem Feuer (und das Fernsehen sowie die Arbeit am Bildschirm eines Computers) meiden, um Augen und Herz nicht zu schaden. Außerdem muß eine dreitägige Aderlaß-Diät eingehalten werden.

Diese besteht darin, daß man auf
- gebratenes Fleisch
- rohes Obst
- rohes Gemüse
- pikante Speisen (Speisen, die einen besonderen Saft enthalten)
- ungewohnte Speisen
- starken Wein, Kaffee, Nikotin und Spirituosen verzichten muß.

Auch sollte man während dieser Diät mit zwei Mahlzeiten täglich auskommen. Auf Käse sollte längere Zeit verzichtet werden, da dieser dem Blut Schleim liefert und es mit krankhaftem Fettgehalt durchsetzt.

Als »Hildegardischen Aderlaß« bezeichnen wir eine Blutentnahme in der Armbeuge (Ellenbeuge), unter Beachtung spezieller Modalitäten. Das Blut wird nicht mit Hilfe von Spritzen oder Vakuumbehältern ausgezogen, sondern darf von selbst ausfließen.

Heute wird, schon aus hygienischen Gründen, eine Ader nicht mehr mit einem Aderlaßmesser angeschnitten, wie das früher der Fall war, sondern mittels Kanüle punktiert. Zur Punktion werden in der Regel die üblichen Einmalkanülen bzw. Kanülen mit Zuleitungsschläuchen verwendet, um das Blut in geeigneten Meßgläsern leichter auffangen zu können.

Den Aderlaß darf in Deutschland jeder Arzt und jeder Heilpraktiker, im Sinne des HpG., durchführen. Die Regelung in anderen Staaten und in der EG entzieht sich meiner Kenntnis.

Das Schröpfen

Das Schröpfen besteht darin, daß wir auf bestimmten Reflexzonen der Haut Schröpfgläser aufbringen, in denen wir vorher, mit Hilfe eines brennenden Watteträgers, die Luft ausgedehnt haben.

Dieses Schröpfglas wird mit der dem Patienten zugewandten Öffnung auf die betreffende Körperstelle aufgesetzt. Dabei kühlt die Luft im Schröpfglas rasch wieder ab, wodurch ein Vakuum entsteht. Das Vakuum bewirkt ein Festsaugen des Schröpfglases an der Haut. Beim Schröpfen unterscheiden wir zwei verschiedene Arten.

Das trockene Schröpfen und das nasse Schröpfen, häufig auch als unblutiges und blutiges Schröpfen bezeichnet.

Beim blutigen oder nassen Schröpfen wird die Reflexzone vor dem Aufbringen des Schröpfglases mit einem Schröpfschnepper, einem Baunscheidtiergerät oder ähnlichen Hilfsmitteln angeritzt oder perforiert. Es sollen aber nur die Haut, nicht etwa Muskeln oder Fettgewebe verletzt werden. Auf gar keinen Fall dürfen Adern durchtrennt oder größere Gefäße angeschnitten werden. Wird nun auf diese so vorbereiteten Stellen ein Schröpfglas gesetzt, so wird dadurch aus der angeritzten Haut Lymphe und Blut ins Glas gezogen. Das blutige Schröpfen soll in jedem Fall von geschultem Personal durchgeführt werden, da bei unsachgemäßer Anwendung lange sichtbare Narben zurückbleiben können.

Das trockene oder unblutige Schröpfen besteht darin, daß die Reflexzonen nicht angeritzt werden, daher tritt weder Lymphe noch Blut aus.

Was schreibt die hl. Hildegard über das Schröpfen?

»Wer sich schröpfen lassen will, soll dies nüchtern tun, weil dann der schleimige Saft getrennt vom Blut ausfließt ...

Unmittelbar vor dem Schröpfen soll der Mensch aber ein wenig Brot und etwas Wein zu sich nehmen ...

Das Schröpfen ist zu jeder Zeit gut und nützlich, um die schädlichen Flüssigkeiten und schleimigen Säfte im Menschen zu verringern ...

Die schleimigen Säfte befinden sich zwischen Haut und Fleisch, sie schaden dem Menschen ganz besonders.

Das Schröpfen eignet sich mehr für die Jungen und ist im Sommer günstiger als im Winter ...

Wer einen Fettansatz hat, kann sich monatlich zweimal blutig schröpfen lassen. Wer aber mager ist, soll dies nur einmal im Monat machen, und nur wenn es nötig ist ...

Wer durch das Schröpfen die Säfte und das Blut verringert, braucht keine spezielle Schröpf-Diät einhalten oder sich so sorgfältig vor intensiver Sonnenbestrahlung zu schützen, wie dies einer tun muß, der zur Ader gelassen worden ist (Aderlaß-Diät). Nach dem Schröpfen sollen sie sich wieder durch Essen stärken ...«

Das Setzen von Brennkegeln

Das Setzen von Brennkegeln will ich hier nur insofern erwähnen, als es die dritte Möglichkeit der manuellen Ausleitungstherapie darstellt. Es ist wohl zwecklos, auf diese Therapie näher einzugehen, da sie ziemlich schmerzhaft und langwierig ist. Selbst nach erfolgter kunstgerechter Behandlung bleiben Narben zurück. Behandlungen mittels Moxakraut, elektrische Moxa oder Hitzepflaster gelten m. E. nicht als in lege artis durchgeführtes »Setzen von Brennkegeln laut Hildegard von Bingen«, sondern sind abgewandelte oder angenäherte Therapien, die mit der bei Hildegard beschriebenen Therapieform nichts zu tun haben.

Das Fasten

»Vom sinnlosen Fasten.
Wenn manche Menschen auf übertriebene Art und Weise fasten, so daß sie ihrem Körper die richtige und angemessene Stärkung durch das Essen nicht gewähren, und wenn dann die einen auch noch wechselhaft und leichtfertig in ihrem Wesen sind und die anderen mit mancherlei schweren Krankheitserscheinungen zu tun haben, dann kommt es manchmal vor daß in ihrem Körper gewissermaßen heftige Unwetter entstehen, weil die Elemente in ihnen gegeneinander aufgebracht werden.
Wenn dann Feuer und Wasser bei diesen Menschen einander entgegenwirken, kommt es oft vor daß sich diese Elemente in einem Gelenk oder an einer anderen Körperstelle gegenseitig bekämpfen. Dort lassen sie eine Beule in Verbindung mit einem Geschwulst im Fleisch entstehen.«

So manchem Anhänger des Heilfastens werden diese Zeilen ein Dorn im Auge sein. Viele wollen und können nicht glauben, daß dieses Fasten, das den Körper auf so wunderbare Weise von Giften und Schlackenstoffen befreit, mit Geschwulsten verschiedenen Ursprungs so radikal aufräumt, das den Geist und das Denken des Menschen in bisher nicht bekannten Dimensionen beflügelt, das die Sinnesorgane schärft, wie dies kein Medikament zu tun vermag, das von so vielen Naturheilärzten gepriesen wird, ausgerechnet diese »Wundermedizin« soll nicht gesund sein?

Das Fasten — jahrelang in den Anfangszeiten des wirtschaftlichen Aufschwungs totgeschwiegen — erlebt heute wieder eine gewisse Renaissance: Fastensanatorien, Fastenseminare, Fastenexerzitien, Fastenliteratur … schießen wie Pilze aus dem Boden. Wie wir bei Hildegard lesen, schädigt es den Menschen, der auf übertriebene Art und Weise fastet und dabei ein leichtfertiges und wechselhaftes Wesen hat. Um dem tieferen Sinn des Hildegard-Textes auf die Spur zu kommen, müssen wir uns allerdings die Überschrift zu diesem Abschnitt betrachten. Diese lautet: »Vom sinnlosen Fasten.« Wer also sinnlos, d. h. ohne eine gewisse Absicht, ohne Sinn und Ziel fastet, der schadet seinem Körper. Doch worin besteht aber der Sinn beim Fasten? Um diese Frage, im Sinne Hildegards, richtig beantworten zu können, müssen wir uns einer anderen Schrift Hildegards zuwenden, nämlich dem »Liber vitae meritorum«, dem Buch über die Vergeltung der Lebensverdienste.

In dieser Schrift werden 35 Tugenden und Laster wie folgt angeführt.

Laster	Tugenden
1. Amor saeculi (Weltliebe)	Amor caelestis (Liebe zum Himmlischen)
2. Petulantia (Ausgelassenheit)	Disciplina (Zucht und Ordnung)
3. Joculatrix (Vergnügungssucht)	Verecundia (Schamhaftigkeit, Zurückhaltung)
4. Obduratio (Herzenshärte)	Misericordia (Barmherzigkeit)
5. Ignavia (Feigheit)	Divina victoria (Gottes Sieg)
6. Ira (Zorn, Wut)	Patientia (Geduld)
7. Inepta laetitiae (Ausschweifung, unpassende Fröhlichkeit)	Gemitus ad deum (Sehnsucht nach Gott)
8. Ingluvies ventri (Schlemmerei)	Abstinentia (Enthaltsamkeit)
9. Acerbitas (Engherzigkeit)	Vera Largitas (Freigebigkeit)
10. Impietas (Gottlosigkeit)	Pietas (Frömmigkeit)
11. Fallacitas (Lüge)	Veritas (Wahrheit)
12. Contentio (Streitsucht, Rechthaberei)	Pax (Friede, Gemütsruhe, Zufriedenheit)
13. Infelicitas (Schwermut)	Beatitudo (Seligkeit)
14. Immoderatio (Maßlosigkeit)	Discretio (Maß)
15. Perditio animarum (Verstocktheit, Atheismus)	Salvatio animarum (Seelenheil)
16. Superbia (Hochmut)	Humilitas (Demut)
17. Invidia (Neid)	Charitas (Liebe, Nächstenliebe)
18. Inanis gloria (Ruhmsucht)	Timor Domini (Gottesfurcht)
19. Inoboedientia (Ungehorsam)	Oboedientia (Gehorsam)
20. Infidelitas (Unglaube)	Fides (Glaube)
21. Desperatio (Verzweiflung)	Spes (Hoffnung)
22. Luxuria (Wollust)	Castitas (Keuschheit)
23. Injustitia (Ungerechtigkeit)	Justitia (Gerechtigkeit)
24. Torpor (Stumpfsinn, Trägheit, Lethargie)	Fortitudo (Tapferkeit, Energie, Unerschrockenheit)
25. Oblivio (Gottvergessenheit)	Sanctitas (Heiligkeit)
26. Inconstantia (Unbeständigkeit)	Constantia (Beständigkeit)
27. Cura terrenorum (Sorge für das Irdische)	Caeleste desiderum (Sehnsucht nach Himmlischem)
28. Obstinatio (Verschlossenheit)	Compunctio cordis (Zerknirschung)
29. Cupiditas (Habsucht, Begierde)	Contemtus mundi (Weltverachtung)
30. Discordia (Zwietracht, Streit)	Concordia (Eintracht, Harmonie)
31. Scurrilitas (Spottsucht)	Reverentia (Ehrfurcht)
32. Vagatio (Umherschweifen)	Stabilitas (Stetigkeit)
33. Maleficium (Magische Kunst)	Cultus Dei (Gottes Dienst)
34. Avaritia (Geiz)	Sufficientia (Genügsamkeit)
35. Tristitia saeculi (Weltschmerz)	Coeleste gaudium (Himmlische Freude)

In nur sechs von diesen 35 Lastern wird das Fasten als Bußübung nicht erwähnt. Anstatt dessen muß sich der Mensch, der sich einem dieser sechs Laster angeschlossen hat, durch andere Werke der Buße von seinem Laster befreien, um sich neu auf Gott hin orientieren zu können.

Diese sechs Laster sind:
1. die Weltliebe,
13. die Schwermut,
14. die Maßlosigkeit,
16. der Hochmut,
26. die Unbeständigkeit und
35. der Weltschmerz

Für Menschen, die sich dem Laster des Hochmuts angeschlossen haben, ist es sogar verboten zu fasten, weil dies den Hochmut nur noch schüren würde.

Der Sinn des Fastens liegt in der seelischen Umkehr des Menschen — weg von seinem Laster — hin zu den himmlischen Tugenden, weg vom Ego — hin zu Gott und dem Nächsten.

Wer aber glaubt, nun den Weg zur Selbsterlösung in Händen zu halten, den möchte ich noch einmal ausdrücklich warnen. Das Fasten ist bei Hildegard ein Mittel zur Buße und kein Mittel zum Selbstzweck.

Die Bußübungen werden in der Regel von einem Seelenführer, also von einem Priester bestimmt. Um aber dem Priester das Festsetzen des Maßes, das sehr wichtig ist, zu ermöglichen, muß ich vor dem Fasten meine Laster beichten, denn nur, wenn er um die Sünden weiß, kann er auch eine angemessene Buße auferlegen, die das rechte Maß nicht überschreitet.

Außerdem ist es ratsam, nicht allein, sondern unter Auf-

sicht eines sogenannten »Fastenmeisters« oder »Fasten-
lehrers« zu fasten. Vielen fällt auch das Fasten in der
Gruppe, weg von zu Hause, wesentlich leichter, als alleine in den eigenen vier Wänden. Es hat sich bisher gut
bewährt, zum Fasten in die Einsamkeit zu gehen, ob alleine oder zusammen mit anderen Gleichgesinnten. Die
Hektik des Alltags läßt man hinter sich, um sich im Fasten Gott wieder zu nähern und die Stolpersteine der
Seele (Laster) aus dem Weg zu räumen. Ein gemeinsa-
mer, geregelter Tagesablauf mit viel Zeit für Wanderun-
gen und Aufenthalt in freier Natur, sowie für religiöse
Übungen (Fasten, Beten, Arbeiten) sind von Vorteil.
Auch der Schlaf darf nicht zu kurz kommen, deshalb
wird bei Anbruch der Nacht die Vesper gebetet und jeder
zieht sich auf sein Zimmer zurück.

Außerdem bietet es sich förmlich an, während der
selbstgewählten »Fastenzeit«, die man über das ganze
Jahr hin einlegen kann, entgiftende Behandlungen wie
Schröpfen und Aderlaß durchzuführen. Dazu müssen
aber auch die äußeren Bedingungen stimmen (Mondstand ...). Das Fasten erweist sich — sinnvoll durchgeführt — immer wieder als Quelle neuer Energien und
verbindet uns mit der Quelle unseres Heils und unseres
Lebens — mit Gott.

Fasten muß aber freiwillig durchgeführt werden und
darf von anderen Personen nicht aufgezwungen werden; nur so hat man Freude daran und die positiven Auswirkungen des Fastens werden nicht ausbleiben.

Die wichtigsten Heilmittel bei Hildegard

Wie wir bereits von der Einführung her wissen, wurde das Wissen, das wir heute allgemein als Hildegard-Medizin verstehen, in den Schriften »Causae et curae« und »Physica« der hl. Hildegard von Bingen niedergelegt. Teilweise wird in diesen Schriften sogar die feinstoffliche Wirkungsweise der verschiedenen Heilmittel im Körper erklärt.

Den Heilmitteln im Lehrbuch »Causae et curae« ist folgender Satz vorangestellt, der mir die Hildegard-Heilkunde ganz besonders sympathisch macht:

»Die nachfolgend angegebenen Arzneien für die bisher besprochenen Krankheiten sind von Gott gewiesen und werden den Menschen entweder gesund machen, oder aber er muß sterben, oder Gott will nicht, daß er von seiner Krankheit befreit werde.«

Was sagt uns, wissenschaftsgläubigen Menschen, dieser Satz:

»Die angegebenen Arzneien sind von Gott gewiesen.«

Im ersten Abschnitt lesen wir, daß uns diese Heilmittel von Gott gegeben wurden. Sie wurden nicht von schlauen Köpfen erdacht, in Laboratorien entwickelt, an Tieren erprobt ..., sondern kommen — wenn man es mal so ausdrücken darf — geradewegs von unserem Schöpfer. Wer, wenn nicht Gott, weiß denn am besten um unsere Bedürfnisse? Wer schaut denn in die Dinge, hinter die Dinge und sieht, was im Verborgenen geschieht? Niemand, außer Gott! Quis ut deus? Er kennt uns Menschen wie kein anderer, hat Er uns

doch erschaffen. Nicht nur aus diesem Grund dürfen wir uns mit unserem Leid, unseren Sorgen, Ängsten und Nöten und mit unserer Krankheit vertrauensvoll an Ihn wenden. Denn Er ist ja der gute Hirte, der kein einziges seiner ihm anvertrauten Schafe zu Grunde gehen läßt.
Wir sehen: Gott sorgt für uns auch in dieser gottfernen Zeit. Kein Mediziner fragt heute nach Gott, kein Forscher macht sich Gedanken, ob seine Forschungen gottgewollt sind oder Gott zur Ehre gereichen und dem Nächsten dienen! In dieser Zeit wird die Hildegard-Heilkunde — die ja Seine Heilkunde ist — aus der Versenkung geholt und öffentlich bekannt gemacht. Ist das nicht wunderbar?!
Doch was lesen wir weiter:

»... diese Heilmittel werden den Menschen entweder gesund machen, oder aber er muß sterben.«

Das ist doch etwas ungewöhnlich. Für die Wirkung der Heilmittel aus dem Hildegard-Lehrbuch gibt es nur zwei mögliche Alternativen. Entweder der Mensch wird gesund, oder er stirbt.
Es gibt keine andere Möglichkeit, wie z. B. chronisches Siechtum; entweder leben oder sterben. Wenn Hildegard von Gesundheit schreibt, dann ist auch Gesundheit gemeint und zwar in dem Sinn, daß die Krankheit den Körper verlassen hat und keine Krankheitsreste mehr zurückbleiben. Sollte eine Krankheit nicht geheilt werden, so muß der Mensch sterben, oder? —

»Oder Gott will nicht, daß er von seiner Krankheit befreit werde.«

Das ist die dritte Möglichkeit in der Hildegard-Heilkunde. Gott will nicht, daß der Mensch gesund wird. Gerade diese Aussage ist so revolutionär für die Heilkunde unserer Zeit.

Gott, der in der Medizin heute ausgeklammert, totgeschwiegen wird, greift selbst in das Heilungsgeschehen mit ein. Somit bekommt die Krankheit einen Sinn, wenn man das mal so formulieren darf. Gott will uns durch die Krankheit führen, in der Krankheit helfen, aber in weiser Voraussicht erkennt er auch, ob es zum Heil des Menschen gereicht, wenn dieser von seiner Krankheit befreit wird.

Das Heil des Menschen liegt aber nicht nur in der Gesundheit, dies ist ein Aspekt des körperlichen Heils, sondern vielmehr im Seelenheil jedes Einzelnen. Das ist das ewige Heil. Der Körper stirbt, aber die Seele lebt weiter. Das sagt uns auch Hildegard in »Causae et curae«:

»Von den Kräften der Seele.
Die Seele des Menschen, die von Gott in den Menschen vom Himmel herab kommt, ihn belebt und ihm seinen Verstand gibt, stirbt nicht, wenn sie den Menschen verläßt, sondern wandert, ewig lebend, entweder zum Lohne für ihr Leben oder zu den Qualen des Todes.«

Gott kann viele Gründe haben, den Menschen von seiner Krankheit nicht zu heilen. Einer der Gründe — es wird wohl der Hauptgrund sein — ist das Heil jeder einzelnen Seele. Gott will uns alle am Ende der Zeiten bei sich in der ewigen Freude haben und nicht in den Qualen des Todes — in der Hölle. Gott will uns durch die Krankheit zu sich lenken. Lassen wir uns von Ihm zu unserem Seelenheil führen, dann kann Er uns auch in unseren körperlichen Gebrechen helfend zur Seite stehen.

Oft sind Ihm unsere Eitelkeiten, unsere Laster und vieles mehr im Wege.

Eine ganz besondere Hilfe zur Gesundheit, die uns in der Hildegard-Heilkunde angeboten wird, sind ein paar Universalheilmittel aus der »Physica«. Bei diesen fehlt der Zusatz »*außer Gott will nicht*«.

Wir dürfen deshalb annehmen, daß sie jedermann zur Gesundheit gereichen und Gott nicht auf seinem »Veto-Recht« beharrt.

Zu diesen Mitteln gehören
   der Birnhonig,
   die Goldkur,
   die Führjahrswermutkur,
   das Sivesanpulver und
   der Dinkel.

Der Birnhonig

Den Birnhonig verwenden wir bei Migräne, Kopf
schmerz, Atembeschwerden, zur Reinigung des Körpers,
zur Blutreinigung und zur allgemeinen Säftehygiene.
Als erstes Universal-Reinigungsmittel möchte ich den
Birnhonig anführen, von dem behauptet wird,
er sei köstlicher und wertvoller als Gold«.

Hildegard beschreibt ihn folgendermaßen:

*»Nimm Birnen, zerschneide sie und wirf dabei das Kernge-
häuse weg. Koche sie stark in Wasser und zerquetsche sie.
Dann nimm Bärwurz, Galgant weniger als Bärwurz, Süßholz weniger als Galgant, Pfefferkraut weniger als Süßholz,
mach daraus ein Pulver und gib das in maßvoll gewärmten
Honig. Füge dann die vorher genannten Birnen (Birnenmus)
dem Honig(-Kräutergemisch) bei und vermenge beides miteinander unter heftigem Rühren, dann bewahre es in Dosen
auf.*
Davon nimm dann
– morgens nüchtern 1 TL
– nach dem (Mittag) Essen 2 EL
– abends im Bett 3 EL voll.
*Und das ist das beste Latwerg und wertvoller als Gold und
nützlicher als das reinste Gold, weil es die Migräne beseitigt
und die Dämpfigkeit der Brust mindert, die rohe Birnen gerne bereiten.*
*Außerdem verzehrt es alle schlechten Säfte, die im Men-
schen sind, und den Menschen reinigt es so, wie ein Gefäß
vom Schmutz gereinigt wird.«*

Rezept

5 große Birnen
250 g naturreiner Blüten- oder Waldhonig
28 g Bärwurzpulver
26 g Galgantpulver
24 g Süßholzpulver
22 g Mauerpfefferpulver

Die ungeschälten Birnen vierteln und das Kerngehäuse entfernen. Im Wasser weich kochen. Das Kochwasser wegschütten und die Birnen pürieren. Den Honig im Wasserbad auf 35 °C–40 °C erwärmen. 2–3 EL der Pulvermischung gut in den erwärmten Honig einrühren; dann das Birnenpüree kräftig einschlagen. Den fertigen Birnhonig in Gläser abfüllen und im Kühlschrank aufbewahren.

Sodann wird der Birnhonig 3 x täglich nach Vorschrift eingenommen.

Wir wissen von Patienten, insbesondere von Frauen, bei denen sich bereits nach der ersten Birnhonigkur — bis heute zehn Jahre — keine Migräne mehr eingestellt hat. Aber selbst, wenn die erste Kur nicht geholfen hat, darf man nicht gleich die Flinte ins Korn werfen. Eine gewisse Zähigkeit und Gottvertrauen soll jeder Hildegardfreund besitzen. Gott will uns helfen, vielleicht stehen Ihm unsere eigenen Interessen und Neigungen noch im Wege? Also weg damit.

Die Goldkur

Die Goldkur wird angewendet bei Rheuma, Gicht, Arthritis, Magenverschleimung, Gastritis, Überempfindlichkeit des Magens, Anacidität, Hyperacidität und zur allgemeinen Erhaltung der Gesundheit.

Gold galt zu allen Zeiten als besonders kostbar. Dem einfachen Mann auf der Straße war es häufig sogar per Gesetz, unter Androhung von Strafen, verboten, Gold zu besitzen.

Viele Geschichten ranken sich um das Gold. Es findet sowohl in der Schulmedizin — als auch in der herkömmlichen Naturheilkunde, als aufgeschlossenes Goldsalz Verwendung, ob als Injektion, als Tropfen oder Tabletten, ob homöopathisch oder sonstwie aufbereitet.

Nirgendwo, weder in der Schulmedizin noch in der Naturheilkunde, konnte ich eine Beschreibung der Heilwirkung des Goldes finden wie bei Hildegard:

»Das Gold ist warm, und es hat eine gewisse Natur wie die Sonne und ist sozusagen von der Luft. Aber ein Mensch, der unter Gicht (Rheuma, Arthritis ...) leidet, der nehme Gold und koche es so, daß nichts Schmutziges in ihm sei, und daß nichts davon verschwinde, und so pulverisiere er es, das heißt, er mahle es. Dann nehme er etwas (Dinkelfeinmehl) Semmelmehl in der Menge einer halben Handfläche, und er knete es mit Wasser und diesem Teig gebe er etwas Goldpulver bei im Gewicht einer kleinsten Münze (ca. 0,6 g), und er esse dies frühmorgens nüchtern.

Und wiederum, am zweiten Tag, mache er auf die gleiche Weise mit dem Mehl und dem Gewicht des Goldes ein Törtchen und esse es am gleichen Tag nüchtern.

Das auf diese Weise bereitete und gegessene Küchlein vertreibt die Gicht für ein Jahr von ihm.

Dieses Gold liegt zwei Monate lang in seinem Magen, und es reizt den Magen nicht und macht ihn nicht geschwürig, sondern, wenn er kalt und schleimig ist, dann wärmt und reinigt es ihn ohne Gefahr für diesen Menschen.

Aber wenn ein Gesunder das macht, dann wird es ihm die Gesundheit erhalten, und wenn er krank ist, wird er gesund werden. Und nimm wiederum reines Gold und bring es in einem Topf oder einem Geschirr zu glühen, und so erhitzt bringe es in reinen Wein, damit dieser davon warm werde, und trinke das so warm, und tue das oft, und die Gicht wird von dir weichen.«

Rezept

1. Tag
1 TL–2 EL Dinkelfeinmehl
Wasser nach Bedarf
0,6 g Goldpulver

2. Tag
2 EL Dinkelfeinmehl
ca. 1 EL Wasser
0,6 g Goldpulver

Das Mehl mit etwas Wasser zu einem festen Teig kneten, diesem das Goldpulver unterkneten. Diesen rohen Gold-Mehl-Teig morgens nüchtern essen.

Das Mehl mit dem Wasser zu einem festen Teig kneten, diesem das Goldpulver unterkneten.

Aus diesem Goldteig ein Plätzchen formen und bei 180 °C ca. 10 Minuten backen. Das gebackene Plätzchen an diesem zweiten Tag morgens nüchtern essen. Wir nehmen für das Rezept die Menge Mehl, die bei Hildegard im Rezept angegeben ist, nämlich die Menge, die auf eine halbe Handfläche paßt. Daher schwankt die Angabe im Rezept zwischen 1 TL und 2 EL. Diese Menge Mehl ist ganz individuell zu wählen und daher von Mensch zu

Mensch verschieden. Ein Mann mit großen Händen benötigt so nach dieser Rezeptangabe mehr Mehl als zum Beispiel eine Frau oder gar ein Kind mit seinen kleinen Händen. Vorgefertigte Goldmehlmischungen, bei denen das Gold bereits mit dem Mehl zugegeben wurde, sollte man daher nicht verwenden, da dadurch nicht diese individuelle Dosierung des Mehles gewährleistet wird. Die Goldkur ist relativ einfach herzustellen. Es genügt allerdings nicht, nur das wie oben beschrieben zubereitete Gold zu essen, auch der Goldwein gehört mit zur Kur.

Erfinderische Köpfe haben sich zur Herstellung des Goldweines folgendes einfallen lassen:

Rezept

Sie nehmen einen kleinen, nicht verchromten Reisetauchsieder. Diesen lassen sie beim Juwelier vergolden, und er soll auch gleich ein Goldstück von hohem Reinheitsgehalt mit anlöten. Auf diese Weise ist die Herstellung des Goldweines kein Problem mehr. Durch diesen »Kunstgriff« wurde erreicht, daß das heiße Gold den Wein erwärmt. Von diesem Wein soll man 3 x täglich 1 Likörglas voll trinken.

Der Wermutwein
(Die Frühjahrswermutkur)

Den Wermutwein verwenden wir bei Erkrankungen der inneren Organe, Verdauungsschwäche, unterstützend bei Rheuma und Gicht, Herz- und Kreislaufschwäche, bei Nierenschwäche, unterstützend bei Depressionen,

als Schutz vor Lungenkrankheiten (z. B. in TBC-gefähr-
deten Gebieten).

*»Und wenn der Wermut im Frühjahrfrisch ergrünt, quet-
sche ihn, und drücke seinen Saft durch ein Stück Tuch. Darauf koche Wein mit Honig auf kleiner Flamme und gieße
den gepreßten Saft diesem Wein zu und zwar soviel, daß dieser Wermutsaft den Geschmack von Wein und Honig übertrifft. Diesen Trank nimm von Mai an bis Oktober nüchtern
jeden dritten Tag, und er bändigt die Lanksucht und die Melancholie in dir und er macht deine Augen klar und stärkt
dein Herz und läßt nicht zu, daß die Lunge geschwächt werde und wärmt den Magen und reinigt die Eingeweide und
bereitet eine gute Verdauung.«*

Rezept

**50–100 ml frischgepreßter Frühjahrswermutsaft
400 g naturreiner Blüten- oder Waldhonig
3 l naturreiner Weiß- oder Rotwein**

Die beste Zeit zur Herstellung des Wermutweins ist Ende
April, weil die Wermutpflanzen schon viel Grün getrie-
ben haben. Falls Sie selbst keinen Garten haben, bestel-
len Sie sich bei Ihrem Gärtner im Vorjahr für das nächste
Frühjahr einen Busch Wermutgrün. Den frisch geernte-
ten Wermut zerkleinert man, so gut es geht (mit dem
Messer, einem elektrischen Passierstab oder ähnli-
chem). Diesen Pflanzenbrei drückt man in einem Mull-
tuch aus und fängt den Wermutsaft auf.

Jetzt gibt man den Honig in den Wein und kocht ihn
vorsichtig auf. Diesem Honig-Wein-Gemisch wird der
abgemessene frisch gepreßte Wermutsaft zugegeben.
Der Wermutwein muß noch heiß in vorher ausgekochte

Flaschen bis zum Rand abgefüllt und sofort verschlossen werden. So konserviert hält er sich bis zum Oktober. Jeden 3. Tag ein bis zwei Likörgläser voll nehmen. Auch beim Wermutwein haben wir ein beinahe universell reinigendes Heilmittel an der Hand, mit dem wir dem Menschen viel Gutes angedeihen lassen können. Über die Modalität der Einnahme sind sich manche Behandler und Patienten bis heute nicht einig.

Im Original-Text steht: »tertio, silicet die ...«, d. h.: »jeden dritten Tag ...«

Aber, was ist jeder dritte Tag?

Jeden Tag trinken bedeutet:
heute trinken, morgen trinken, übermorgen trinken.
Jeden zweiten Tag trinken bedeutet:
heute trinken, morgen nicht trinken, übermorgen trinken.
Jeden dritten Tag trinken bedeutet:
heute trinken, morgen nicht trinken, übermorgen nicht trinken, den Tag nach übermorgen wieder trinken.

Die Frühjahrswermutkur nimmt man also, wenn man es so ausdrücken will, im 3/4-Takt:
einmal nehmen, zwei Tage aussetzen, einmal nehmen, zwei Tage aussetzen ...

Somit erhalten wir einen folgenden Einnahmeplan:

Mo	Di	Mi	Do	Fr	Sa	So	Mo	Di	Mi	Do	Fr	Sa	So
1	2	3	**1**	2	3	**1**	2	3	**1**	2	3	**1**	2
3	**1**	2	3	**1**	2	3	**1**	2	3	**1**	2	3	**1**

Das Sivesan-Pulver

Das Sivesan-Pulver verwenden wir bei Kraftlosigkeit, Abmagerung, Magersucht, Verdauungsschwäche, Obstipation, Hypotonie, Kreislaufschwäche, Wetterfühligkeit, zur Regulierung von Hormon- und Stoffwechselstörungen, zur allgemeinen Erhaltung der Gesundheit. Jenen, die gesund werden und ihre Gesundheit erhalten wollen, sei noch dieses Universalmittel mit auf den Weg gegeben.

»Der Mensch nehme auch Fenchelsamen und davon halb soviel Galgant und halb soviel Diptam wie Galgant und Habichtskraut halb soviel wie Diptam. Das pulverisiere er zusammen und siebe es durch ein Tuch, und etwa eine Stunde nach dem Mittagessen gebe er dieses Pulver in warmen Wein und trinke es so warm. Und dieses Pulver erhält dem Menschen, der gesund ist, die Gesundheit, den Kranken aber stärkt es und verschafft dem Menschen Verdauung und verleiht ihm Kräfte, und es vermittelt eine gute und schöne Gesichtsfarbe. Jedem Menschen, sei er gesund oder krank, nützt es, wenn es nach dem Essen gegessen wird.«

Rezept

32 g Fenchelsamen
16 g Galgantwurzel
8 g Diptamkraut
4 g Habichtskraut

Die verschiedenen Bestandteile miteinander vermischen, pulverisieren und ganz fein aussieben.
Ca. eine halbe Stunde nach dem Mittagessen 1/2 TL Pulver in einem Likörglas warmen Wein nehmen.
Wozu das Sivesan-Pulver fähig ist, wurde mir erst be-

wußt, als mir eine meiner Patientinnen von ihrem ersten Griechenlandurlaub erzählte. Sie war dabei gut sechzig Jahre alt.

Schon lange hatte sie sich auf diese Wochen gefreut. Zum ersten Mal Griechenland sehen. Sonne, Sand und Meer. Doch die Großwetterlage machte der Reisegruppe einen Strich durch die Rechnung. Aus der Sahara wurde heiße Luft nach Griechenland geführt. Diese heißen Winde machten allen Mitreisenden schwer zu schaffen, doch unsere Frau L. aus S. nahm täglich ihr Sivesan — wie sie mir später erzählte — und machte ihre Erkundigungen selbst bei größter Hitze, als die Straßen wie leergefegt waren und alle anderen Siesta hielten.

Die ganze Reisegruppe bewunderte ihre Vitalität, von der sich wohl jeder gerne ein kleines Stück abgezweigt hätte.

Der Dinkel

Universalmittel ist der Dinkel gegen schlechte Durchblutung für Nervenstoffwechsel, Energiespender für Muskel-, Binde- und Stützgewebe u.v.m.

Das Grundnahrungsmittel in der Hildegard-Heilkunde.

»Der Dinkel ist das beste Getreide,
und er ist warm
und fett
und kräftig,
und er ist milder als andere Getreidearten.
Und er bereitet dem, der ihn ißt, rechtes Fleisch
und rechtes Blut,
und er macht frohen Sinn
und Freude im Gemüt (Seele) des Menschen.

Und wie auch immer man Dinkel ißt,
sei es im Brot, sei es in anderen Speisen,
er ist gut und mild.«

»Der Dinkel ist das beste Getreide ...«
So manchem wird sich hier die Frage stellen: »Ist Dinkel
überhaupt eine Getreideart?« Bei Hildegard steht es so
geschrieben. Wenn es anders wäre, würde es sicher lau-
ten: Dinkel ist eine Abart des Weizen und für den Menschen verträglicher ... oder so ähnlich. Dinkel trägt die
für den Menschen beste, angenehmste und zuträglich-
ste Feinstofflichkeit (Subtilität) in sich. Keine andere
Getreideart ist besser!
Es ist heute eine Unsitte in der modernen Ernährung,
viele Getreidearten miteinander zu mischen, um aus
diesem Gemenge Brot zu backen.
Bei diesen Vielkornbroten muß ich immer an das Mär-
chen vom Aschenputtel denken. Was hat denn die böse
Stiefmutter gemacht, um Aschenputtel vom Ball des
Prinzen fernzuhalten? Richtig. Sie hat Erbsen und Linsen gemischt und dem armen Mädchen befohlen, sie
wieder zu trennen.
So wird es auch heute von der modernen Ernährungs-
wissenschaft angepriesen. Sie mischen verschiedene
Getreidesorten, und unser Magen — das arme Aschenputtel — soll diese unterschiedlichen Subtilitäten wieder voneinander trennen, aufbereiten und für den Organismus verwertbar machen. Daß das Schwerstarbeit ist,
wird wohl jeder einsehen.
Wenn wir uns nach den Regeln der Hildegard-Heilkunde ernähren, so werden wir entweder reines Weizenvoll-
kornbrot (ohne Leinsamenzusatz) oder Dinkelbrot, ob
als Vollkorn- oder als Weißbrot verwenden. Wie wir alle
wissen, ist eine Kette nur so stark wie das schwächste
Glied in ihr. Wir werden unser Dinkelbrot deshalb

durch irgendwelche anderen Getreidezusätze nicht schlechter machen, da es ohne Zusätze in jeder Form bereits 100%ig gut ist.

»... und er ist warm ...«
Menschen mit schlechter Durchblutung verhilft Dinkel schnell wieder zu einem warmen Körper. Diese wärmende Wirkung tritt ganz besonders rasch nach einer warmen Dinkelsuppe ein.

»... und fett ...«
Für den Nervenstoffwechsel und für die Nervenreizleitung ist Fett ganz besonders wichtig. Die Nerven sind in Myelinscheiden eingebettet, das sind kleinste Fettpölsterchen. Bei einem Menschen mit sehr dünnen Myelinscheiden werden die Impulse im Nervensystem schneller weitergegeben. Das hat zur Folge, daß er »nervöser« ist als seine Mitmenschen. Wenn nun dieser Mensch Dinkel als Nahrungsgrundlage verwendet, so kräftigt das »Dinkelfett« die Myelinscheiden und sorgt somit für gute Nerven.
Nicht umsonst sagte Caesar:
»Laßt dicke Männer um mich sein.«
Auch er wußte, daß »gepolsterte« Menschen etwas ruhiger sind und die Nerven nicht so leicht verlieren.

» ... und kräftig ...«
Dinkel versorgt den ganzen Körper mit Energie. Nicht nur das Muskelgewebe, sondern auch das Binde- und Stützgewebe, die Nervenzellen, die inneren Organe, die Sinnesorgane, jede menschliche Zelle, kurz gesagt, der ganze Mensch wird mit Dinkel von innen heraus gekräftigt.

»... und er ist milder als andere Getreidearten ...«
Schon wenn man Dinkelbrot, sei es Vollkornbrot oder
Brot aus Dinkelweißmehl oder Dinkelzwieback kaut,
spürt man, wie mild und angenehm dieses Getreide
schmeckt. Vollkornweizenbrot wirkt im Mund hingegen etwas rauher, wie fein das Korn auch gemahlen sein
mag.
Kinder merken das noch am allerbesten. Sie bevorzugen
aus einem Angebot von verschiedenen Brotsorten in
den allermeisten Fällen Dinkelbrot. Aber nicht nur der
Mensch weiß, was gut ist und gut tut.
Auch die Tiere bevorzugen den Dinkel. Aus einem Din-
kel-Weizen-Gemisch, das Hühnern zum Fressen gegeben wird, picken sie erst alle Dinkelkörner heraus, bevor
sie auch nur ein Weizenkorn fressen. Wenn das keine
Dinkelwerbung ist!

»... und er bereitet dem, der ihn ißt, rechtes Fleisch ...«
Niemand braucht Angst zu haben, daß er von ausschließlicher Dinkelkost übergewichtig wird, denn das
Fleisch-, Muskel-, Binde- und Stützgewebe, die gesamten Organe werden im richtigen Verhältnis, d. h. gesund
und vollwertig ernährt. Der gesamte Organismus wird
so gestärkt, daß er seine Funktion optimal erfüllen
kann.

»... und rechtes Blut ...«
Auch das Blut, das bei vielen von Fetten überbelastet ist,
wird in der rechten Art und Weise zusammengesetzt.
Dinkelernährung, kombiniert mit Hildegard-Diät, sorgt
vor gegen erhöhte Blutfettwerte und sonstige Anomali-
en in der Blutbeschaffenheit.

»... und er macht frohen Sinn und Freude in der Seele des Menschen ...«

Auch hier gilt, wer es nicht glaubt, soll es probieren. Jeder Behandler wird dies früher oder später feststellen können.

Von Familienangehörigen meiner Patienten wurde ich schon öfter gefragt: »Was haben Sie unserem Opa bloß gegeben? Der lacht plötzlich wieder und ist nicht mehr so griesgrämig wie früher. Wenn ich ihn um etwas frage, gibt er mir wieder eine freundliche Antwort.«

Schon häufig machten Patienten diesen Gesinnungswandel dank Ernährung mit Dinkel durch, zu ihrem eigenen und zum Wohl ihrer Familie.

Dinkel ist ein Psychopharmakon ersten Grades ohne schädigende Nebenwirkungen. Er müßte in jeder Nervenklinik, in jedem Sanatorium und in jedem Krankenhaus zur Ernährung der Patienten sowie des Betreuungspersonals eingesetzt werden.

Aber auch in jedem Haushalt ist Dinkel der beste »Stimmungsaufheller«.

»... und wie auch immer man Dinkel ißt ...«

Vom Weizen wissen wir, daß er nur als Vollkorn Verwendung findet, und er soll nur gebacken werden. Das bedeutet:

Weizen ist nur als Vollkornbrot und Vollkorngebäck 100%ig gut und gesund. Alle anderen Weizenzubereitungen machen den Menschen krank, wenn sie gegessen werden.

Der Dinkel ist da ganz anders. Ob ich ihn roh oder gekocht, als ganze Körner, als Vollkornschrot — grob oder fein gemahlen —, als Dinkelgries, als Dinkelkleie oder als weißes Auszugsmehl verwende, er behält seine gesundmachenden Eigenschaften.

»... sei es in Brot, sei es in anderen Speisen ...«
Dasselbe kann ich nun von der Verwendungsweise sagen: ob als Dinkelbrot, Dinkelkuchen, Dinkelmehlspeise oder als Dinkelsuppeneinlagen (Pfannkuchen, Grießnockerl, Suppennudel, ganze gekochte Dinkelkörner) — der Dinkel bleibt gut und fördert, wie auch immer verzehrt, die Gesundheit.

»... und ist gut und mild ...«
Dinkel wird auch als »verlängerte Muttermilch« bezeichnet, da er die optimale Ernährung für Gesunde wie für Kranke, für Alte wie für Junge gewährleistet, so wie das die Muttermilch für den Säugling tut. Dinkel ist sehr einfach in jeder Küche zu verwenden.

Weizenmehl kann in jedem beliebigen Rezept durch Dinkelmehl ersetzt werden. In allen Fällen wird das Gericht schmackhafter, bekömmlicher und gesünder.

Hildegard-Medizin in der Praxis

Die Heilmittel

Die nun folgenden Heilmittel, die nur ein kleiner Auszug aus dem großen Heilmittelschatz der Hildegard-Medizin sind, wurden in der Praxis mit Erfolg eingesetzt und können bei ordnungsgemäßer Anwendung ohne zu schaden als Hausmittel verwendet werden.

Vor jeder Selbstmedikation muß jedoch ein Arzt oder Heilpraktiker zu Rate gezogen werden, um Fehldiagnosen auszuschließen und somit gesundheitlichen Schaden zu vermeiden.

Abgang der Leibesfrucht
(Abortus)

»Nimm von der Hainbuche die Zweiglein mit Blättern, so-lange sie grün sind, und koche sie in Kuh- oder Schafmilch, nicht aber in Ziegenmilch. Nimm die Zweiglein und die Blätter aus der Milch und bereite diese Milch mit Mehl oder Eiern, daß man sie essen kann. So sollen jene Frauen die so zubereitete Milch essen, in denen das Empfangene zu Grunde zu gehen pflegt, die aber nicht unfruchtbar sondern fruchtbar sind. Das hilft ihnen sehr zur Fruchtbarkeit, damit sie das Empfangene behalten.«

Rezept

3–4 Hainbuchenzweiglein (ca. 15 cm)
100–200 ml Milch

Die Zweiglein in der Milch kurz aufkochen lassen und dann abseihen. Mit dieser Milch kann man z. B. mit Dinkelschrot einen süßen oder pikanten Brei, mit Eiern ein Omelett oder mit Dinkelmehl und Eiern Pfannkuchen bereiten.
Eine Speise aus Hainbuchenmilch soll man während der ersten drei Monate der Schwangerschaft mindestens zweimal wöchentlich zu sich nehmen.
Diese Kur ist auch zur Vorbeugung geeignet. Zu diesem Zweck soll sie im Frühjahr, wenn die ersten Hainbuchenblätter sprießen, drei Monate lang durchgeführt werden.

Zusätzliche Anwendungen:

Aderlaß, Schröpfen vor der gewollten Schwangerschaft, Dinkelernährung,
Sivesan-Pulver

Tip:

Um die Hainbuchenmilch das ganze Jahr über (bei eintretender Schwangerschaft) zur Verfügung zu haben, kann man auch Hainbuchen-Urtinktur (50 Tropfen) in Milch geben, kochen und daraus eine Mahlzeit zubereiten. Im Winter empfiehlt es sich, Hainbuchen-Zweige abzuschneiden und in einem wohltemperierten Raum in eine Vase mit Wasser zu stellen, wie das auch bei den Barbara-Zweigen gemacht wird. Nach wenigen Wochen spitzen dann die ersten zarten grünen Blättchen aus ihren Knospen und können verwendet werden.

Viele Frauen leiden heute an diesem Phänomen, daß die Frucht während der ersten drei Monate einer Schwangerschaft abstirbt und abgestoßen wird. Die Schulmedizin findet in den meisten Fällen, trotz aufwendiger technischer Untersuchungen, keine greifbaren Ursachen und somit keine Therapiemöglichkeiten.

Als Trost bleibt uns der Hinweis der hl. Hildegard, der schon vielen Familien zum Nachwuchs verholfen hat.

Ängstlichkeit, Lampenfieber, Prüfungsangst

»Und wenn ein Mensch diesen (Achat)Stein mit sich trägt, lege er ihn auf seine nackte Haut, damit er so warm werde, und seine Natur macht jenen Menschen geschickt und verständig und klug beim Reden, weil (der Achat) vom Feuer und von der Luft und vom Wasser entsteht. Denn wie ein übles Kraut, das an die Haut des Menschen gelegt, dort eine Blase oder ein Geschwür entstehen läßt, so machen gewisse Edelsteine, wenn sie an die Haut des Menschen gelegt werden, diesen gesund und verständig durch ihre Kraft.«

Rezept

Achat-Anhänger

Auf der bloßen Haut tragen.

In dieser Anwendung ist der Achat besonders Schülern zu empfehlen, die ängstlich in eine mündliche Prüfung gehen. Aber auch im täglichen Unterricht dürfte der Achat nicht schaden, ebensowenig bei Politikern. Vielleicht sind ihre Reden dann allgemein verständlicher und aussagekräftiger — sofern sie aus dem Stegreif sprechen und nicht nur von ihrem Manuskript ablesen.

Bei Ängstlichkeit hat sich auch das allmorgendliche Topas-Gebet bestens bewährt.

Rezept

Topas-Kristall

Jeden Morgen den Topas auf die Herzgegend aufdrükken und folgendes Gebet sprechen: »Gott, der über alles und in allem erhaben ist, verwerfe mich nicht um seiner

Ehre willen, sondern erhalte, stärke und gründe mich in seinem Segen. »Ein Gebet, das nicht schaden, aber sehr viel nutzen kann.«

Abmagerung

»Aber die Frucht dieses Baumes ist für gesunde und kranke Menschen nützlich und gut, wieviel man auch davon ißt, weil sie das Fleisch wachsen läßt und das Blut reinigt, denn die ganze Kraft dieses Baumes steckt in seiner Frucht.«

Rezept

ca. 10 Mispelfrüchte täglich

Die Mispel ist bei uns leider weitgehend in Vergessenheit geraten. Es finden sich jedoch gelegentlich Baumschulen, die diesen Baum wieder zum Verkauf anbieten. Wer zu Hause ein kleines Grundstück hat, auf dem ein paar Bäumchen Platz haben, dem kann ich die Mispel nur empfehlen. Unser Mispelbaum brachte bereits im zweiten Jahr ca. 10 Früchte, im dritten Jahr war er über und über voll mit Mispeln.

Vor dem ersten Frost sind die Früchte steinhart und schier ungenießbar, nach dem Frost werden sie weich und können gegessen werden. Dazu nimmt man die Früchte und saugt das Fruchtfleisch, das angenehm säuerlich schmeckt, aus der Fruchthülle.

Um Mispelfrüchte länger frisch zu haben, kann man sie vor dem Frost ernten und in der Gefriertruhe aufbewahren. Man nimmt dann am Abend die Früchte aus dem Eisschrank, die am nächsten Tag gegessen werden sollen. So hat man täglich frische Mispeln zur Verfügung.

Oder man kocht die Mispeln ein oder macht Mispelmus oder Mispelmarmelade daraus.

Ein weiteres Mittel gegen Abmagerung, Lungenleiden, Kräfteverfall und körperliche Schwäche können wir täglich auf Brot zu uns nehmen. Es ist Butter.

»Die Butter die aus der Milch gewonnen wird, hat eine milde Wärme. Aber die Kuh-Butter ist besser und heilsamer als die von Schafen und Ziegen. Und ein Mensch, der die Schwindsucht (lungenkrank ist) und einen dürren Körper hat, soll Butter essen, soviel er auch will, und sie heilt ihn innerlich und belebt ihn. Aber auch einem gesunden Menschen, der mäßigen Fettansatz hat, ist die Butter gut und gesund zu essen. Wer aber einen starken Fettansatz hat, esse davon nur mäßig, daß seine Körperfülle nicht noch mehr zunehme.«

Rezept

Kuh-Butter

Täglich zum Kochen und als Brotaufstrich verwenden. Vor kurzer Zeit hat in Deutschland eine Hetzkampagne gegen die Butter stattgefunden. Ihr wurde unter anderem zulasten gelegt, daß sie den Cholesterinspiegel im Blut erhöhe.

Alle diese Untersuchungen können aber nur Stückwerk sein, weil sie nicht fähig sind, die ganze Wahrheit über einen Stoff, hier die Butter, zu erfassen.

Wie wir im Hildegard-Text sehen, hat die Butter eine heilende Wirkung auf Lungenkranke und ist für einen gesunden Menschen mit mäßigem Fettansatz gut und gesund zu essen.

Sehr dicke Menschen allerdings dürfen sie nur mäßig essen, weil sie sonst noch mehr Fett ansetzen würden.

93

Zur äußeren Anwendung bei Abmagerung, Kräfteverfall, Muskelschwund und in der Genesungsphase bietet uns Hildegard das Gerstenbad.

»Aber der Kranke, der schon am ganzen Körper ermattet, der koche Gerste stark in Wasser und er gieße jenes Wasser in ein Faß und nehme darin ein Bad, und er tue dies oft, bis er geheilt wird und das Fleisch seines Körpers wiedererlangt und gesundet.«

Rezept

10 kg Gerste
50 l Wasser

Die ungeschälte Gerste in Wasser mindestens 15 Minuten kochen, und in diesem Absud ein Bad nehmen. Anfangs zweimal wöchentlich bei ca. 37–40 °C 15–20 Minuten lang baden.
Wenn Fortschritte im Genesungsverlauf registriert werden, kann man die Bäder weiterhin zweimal wöchentlich durchführen oder auf einmal wöchentlich reduzieren.
Zur Herstellung des Gerstenabsudes kann man einen alten Waschkessel mit Holzfeuerung benutzen, wie er in manchen Haushalten auf dem Land noch vorzufinden ist.
Wenn jemand so schwach ist, daß er kaum noch essen kann, dann soll man ihm wie folgt eine Suppe zubereiten:

»Und wenn einer so krank ist, daß er vor Krankheit nicht essen kann, dann nimm die ganzen Körner des Dinkel und koche sie in Wasser unter Beigabe von Fett oder Eidotter, so daß man ihn wegen des besseren Geschmackes lieber ißt,

und gib das dem Kranken zu essen, und es heilt ihn innerlich wie eine gute und gesunde Salbe.«

Rezept

3 EL ganze Dinkelkörner
250 ml Wasser
1 Eidotter oder
1–2 EL Butterschmalz

Den Dinkel in Wasser weich kochen, Eidotter oder Butterschmalz dazugeben und mit Salz und Wein abschmecken.

Die Suppe ist für Menschen, die durch ihre Krankheit ganz kraftlos geworden sind. Sie kann aber wegen ihrer guten Eigenschaften von jedermann täglich gegessen werden: »Suppe mit Dinkelkörnereinlage«.

Die hervorragende Wirkung dieser Dinkelsuppe konnte ich bei stark abgemagerten und kraftlosen Menschen beobachten, die außer dieser Suppe wegen ihrer Kraftlosigkeit kaum noch Nahrung zu sich nehmen konnten. Diese Suppe brachte ihnen die Kraft wieder zurück.

Appetitlosigkeit
(siehe auch Abmagerung)

»*Wer aber Widerwillen gegen das Essen hat, der nehme Salbei und weniger Kerbel und etwas Knoblauch, und er zerstoße dies gleichzeitig in Essig. So bereite er eine Würze. Die Speise, die er essen will, tauche er hinein, und er hat Appetit zu essen.*«

Rezept

30 g Salbeiblätter
15 g Kerbel
1 Knoblauchzehe
100–150 ml Weinessig

Diese Gewürze werden zusammen in reinem Weinessig zerstoßen und als Würzmittel verwendet.

Diese Zubereitung eignet sich wohl weniger für Süßspeisen als für pikante Zubereitungen. Wenn der Appetit schon sehr gering ist, so kann man etwas Dinkelweißbrot in diese Tunke tauchen und essen. Dosieren Sie diese Würze sparsam, damit der darin enthaltene Salbei keine Überempfindlichkeitsreaktionen auslösen kann.

Zusätzliche Behandlung:

Aderlaß

Bauchschmerzen

»Aber wer Schmerzen in den Eingeweiden hat, der koche die Bohne in Wasser unter Beigabe von etwas Fett oder Öl, und nach Entfernung der Bohnen schlürfe der die warme Brühe. Dies tue er oft und es heilt ihn innerlich.«

Rezept

100 g Bohnenkerne
1 l Wasser
2 EL Butter

Die Bohnen in Wasser 15–30 Minuten kochen, dann die Butter zugeben.
Mit Salz und Muskatnußpulver würzen.
Die Bohnen abseihen und die Brühe ohne Bohnen schlürfen.

Doch Vorsicht!
Ich habe schon Hildegard-Freunde beobachtet, die sich ihre »Bohnensuppe ohne Bohnen« aus dem Kochwasser grüner Bohnen (noch dazu von eingedostem Bohnengemüse) herstellen wollten. Daß das schiefgehen muß, wird wohl jeder einsehen. Aus diesem Grund steht in der Rezeptur »Bohnenkerne«, damit diese Verwechslung, die aus der Schlampigkeit der deutschen Sprache erwächst, keine unangenehmen Folgen hat.
Unsere benachbarten österreichischen Freunde sind da in der deutschen Sprache genauer. Bei ihnen ist ein Bohnensalat ein Salat aus Bohnenkernen ohne Fruchthülsen und ein Fisolen-Salat ein Bohnensalat aus den grünen oder gelben unreifen Fruchtschoten.

Bluterguß

»Aber wenn ein Mensch durch einen Fehltritt gestürzt ist, oder wenn er mit Stangen geschlagen wurde, so daß seine Haut davon Flecken zeigt, der koche Vogelmiere in Wasser und nach Auspressen des Wassers lege er das Kraut oft warm auf die Stelle des Unfalls oder die geschlagene Stelle und binde sie mit einem Tuch fest. Das Kraut wird die Stoffe, die sich dort angesammelt haben, vertreiben.«

Rezept

**Vogelmierenkraut
(Menge je nach Größe des Blutergusses)**

Das Kraut in Wasser kochen und abseihen. Die warmen Kräuter auf den Bluterguß legen und mit einer Mullbinde fixieren. Diese Auflage 3–4 x täglich erneuern. Wenn kleine Äderchen platzen, das geschieht oft auch ohne äußere Gewalteinwirkung, auf Grund der Brüchigkeit der Gefäße, dann entsteht ein sehr schmerzhafter Bluterguß. Auch dieser kann mit der Kräuterauflage behandelt werden. Außerdem kann man damit die schmerzhaften Spritzenhämatome schneller kurieren.

Brechreiz, Schwangerschaftserbrechen

»Wer an Brechreiz (und Erbrechen) leidet, der nehme Kreuz-Kümmel, ein Drittel davon Pfeffer und ein Viertel der Mutterkümmelmenge Bibernelle. Diese Mischung pulverisiere er und nehme reines Feinmehl und schütte dieses Pulver in das Mehl, und so mache er Törtchen mit Eidotter und etwas Wasser. Diese backe er entweder im heißen Ofen oder in der heißen Asche, und er esse diese Küchlein. Das vorgenannte Pulver esse er aber auch auf Brot gestreut, und es unterdrückt in den Eingeweiden die warmen und kalten Säfte, die dem Menschen die Übelkeit verursachen.«

Rezept

Weizenweißmehl
36 g (Mutter-)Kreuzkümmelpulver
12 g Pfefferpulver
9 g Bibernellpulver

Miteinander vermischen und pulverisieren. Zwei Drittel der Pulvermenge wird mit Weizenweißmehl, Eigelb und wenig Wasser verknetet. Daraus formt man Plätzchen und bäckt sie im Backrohr (ca. 10 Minuten bei 200 °C). Ein Drittel der Mischung behält man zurück um es auf Brot zu essen. Ein probates Mittel gegen Erbrechen und Übelkeit, die vom Magen-Darm-Trakt ausgehen oder hormonell bedingt sind. Selbst Schwangerschaftserbrechen kann mit diesem einfachen Mittel behandelt werden.

Colitis — Entzündung des Dickdarms mit und ohne Ablösung der Schleimhaut

»Und die Frucht dieses Baumes (Kornelkirsche) schadet dem Menschen nicht, wenn man sie ißt, aber sie reinigt und stärkt den kranken und auch den gesunden Magen und nützt dem Menschen für seine Gesundheit.«

Rezept

Kornelkirschen

Roh, als Marmelade, als Gelee, als Mus oder in jeder beliebigen Zubereitung verspeisen.

Kornelkirschen reinigen und festigen den Verdauungstrakt. Innerhalb weniger Monate kann Colitis mit Hilfe von Kornelkirschen, ausschließlicher Dinkelkost und begleitender Hildegard-Therapie gelindert, sogar geheilt werden.

Zusätzliche Behandlungen:

Goldkur,
Aderlaß, Schröpfen,
Bertrampulver, Salbei

Darmträgheit und Verdauungsschwäche

Bevor wir zu Abführpillen, -tees oder dergleichen greifen, müssen wir uns selbst in Sachen Darmträgheit oder Stuhlverstopfung erst ein paar Gedanken machen. Darmträgheit und Stuhlverstopfung kommt nicht von heute auf morgen, das weiß jeder, der damit zu tun hat. Es gibt viele Ursachen und, ich glaube, ebensoviele Behandlungsmethoden.

Wenn Sie weitgehend auf eine medikamentöse Behandlung verzichten wollen, dann sollten Sie folgende Punkte beachten:

1. Wichtig für eine gute Verdauung ist eine gesunde Ernährung. Sorgen Sie für eine ballaststoffreiche, vollwertige Kost. (Vollkornprodukte aus Dinkel, gebackene Weizenvollkornprodukte)

2. Gut gekaut ist halb verdaut.
   Verschlucken Sie Ihre Nahrung nicht in großen Happen, sondern kauen Sie sorgfältig. Die Verdauungsarbeit, die wir bereits im Mund verrichten, braucht dann von Magen und Darm nicht übernommen werden. Dann geht es mit der »Passage« auch etwas schneller und leichter.

3. Der Magen-Darmtrakt braucht Flüssigkeit zur Verdauung. Hildegard empfiehlt, während des Essens zu trinken, weil sich der Mensch sonst Schwerfälligkeit an Leib und Seele zuziehen und in Folge keine ordentliche Verdauung haben würde.
   Als Getränke dienen Fencheltee, gewässerter Fruchtsaft, Dinkelkaffee, gewässerter Wein und Bier (am besten Dinkelbier). Wasser kann als Getränk nicht uneingeschränkt empfohlen werden.

4. Ein weiterer Faktor, der die Verdauung sehr stark be-

einflußt, und den wir nicht außer acht lassen dürfen, ist die Psyche. Psychisch stark beanspruchte Menschen (Streß, Kummer, Sorgen, Ängste) leiden häufig — je nach Reaktionstyp — unter Stuhlverstopfung oder an Durchfall.

Bei dieser Gruppe von Patienten muß neben der Behandlung der Verdauungsbeschwerden die Psyche begleitend mitbehandelt werden.

5. Für eine gute Verdauung ist auch ausreichend Bewegung an frischer Luft erforderlich.

   Hildegard empfiehlt z. B., nach dem Abendessen noch einen kleinen Spaziergang zu machen.

6. Vermeiden Sie unter allen Umständen drastisch wirkende Abführmittel.

Diese rauben, laut Hildegard, dem Menschen gewisse Säfte, die zur Ernährung der inneren Organe unbedingt notwendig sind. So kann häufiger Gebrauch von Abführmitteln zu Herzbeschwerden und anderen Krankheiten führen (bedingt durch Mineralstoffmangel).

»Aber auch wer einen kalten Magen hat und die Speisen nicht verdauen kann, der esse die Pfefferminze roh oder mit Fleisch- oder Fischgerichten, und sie wärmt seinen Magen und bereitet eine gute Verdauung.«

Rezept

**Frische oder
getrocknete
Pfefferminzblätter**

Mit Pfefferminze soll man also alle Fleisch- und Fischgerichte abschmecken. Sie kann aber auch als Gewürz in Salaten verwendet werden und gibt diesen einen ausgesprochen frischen Beigeschmack.

Sie fördert die Verdauung und stärkt den Magen, denn ein kalter Magen ist auch immer ein schwacher, atonischer Magen mit einem Mangel an Verdauungssäften. Viele nehmen heute gegen ihre Darmträgheit Leinsamen ein. Dieser ist bei Hildegard nur äußerlich anzuwenden und zwar bei Verbrennungen (siehe dort). Den Leinsamen ersetzen wir in der Hildegard-Heilkunde durch Flohsamen.

»Das Flohkraut ist von kalter Natur und in jener Kälte hat es eine angenehme Mischung, und wer es in Wein kocht und den Wein so warm trinkt, dem nimmt es starke Fieber d.h. ›fiber‹. Und den bedrückten Geist macht es durch seine angenehme Mischung froh, und es fördert und stärkt sein Gehirn, daß es gesund wird, das vollbringt es sowohl durch die Kälte als auch durch sein rechtes Maß.«

Rezept

Flohsamen (Semen Psyllii)

Den Flohsamen entweder 2 x täglich 1–2 EL pur oder auf Brot essen, dazu ca. 1/2 l Fencheltee trinken, oder 1 x täglich 1 EL in 250 ml Wein kochen und abends warm trinken.
Der Flohsamenwein muß unbedingt warm getrunken werden, da er in kaltem Zustand fast wie Tapetenkleister wird, bedingt durch seinen hohen Anteil an Schleimstoffen. Damit läßt sich auch seine gute mild abführende Wirkung erklären. Doch man kann den Flohsamen auch pur, also ohne ihn in Wein zu kochen, zu sich nehmen. Um nun eine gute Quellung zu gewährleisten, soll man pro TL Flohsamen 1/4 l Flüssigkeit dazu trinken. Andernfalls würde er den Magen »austrocknen« oder könnte zu Darmverschluß führen.

Siehe auch Bachbungenspinat (Gicht)

Zusätzliche Behandlungen:

Schröpfen, Aderlaß,
ballaststoffreiche Kost (Vollkornprodukte), Goldkur,
Frühjahrskur, Dinkelbier, Dinkelkaffee

Depressionen

»Sogar ein Mensch, den die Melancholie plagt, der zerstoße Fenchel zu Saft, und er salbe oft Stirn, Schläfen, Brust und Magen, und die Melancholie in ihm wird weichen.«

Rezept

Fenchelsaft

Mit frisch gepreßtem Fenchelsaft täglich 2–3 x Stirn, Schläfen, Brust und Magengegend einreiben.
Eine Behandlung von Depressionen ist in der Regel recht langwierig und muß mit allen zur Verfügung stehenden Mitteln angegangen werden.
Aus diesem Grund müssen wir auch für eine gesunde, kräftigende und frohmachende Ernährung sorgen.
Dinkel, Fenchel, Maroni können mit Flohsamen kombiniert werden.

»Und den bedrückten Geist eines Menschen macht es durch seine angenehme Zusammensetzung froh, und es fördert und stärkt sein Gehirn.«

Rezept

5 TL Flohsamen

Über den Tag verteilt auf Brot essen oder in fertigge-kochte Speisen streuen. Darauf achten, daß Sie pro TL Flohsamen 1/4 l Flüssigkeit zu sich nehmen.

Rezept

1 TL Flohsamen
150 ml Wein

1–2 x täglich Flohsamen in Wein kochen und warm trin-ken. Der Wein muß warm getrunken werden, da er — er-kaltet — zäh und schleimig wird und nicht mehr getrun-ken werden kann.

»Und wer im Herzen Schmerzen hat, so daß sein Herz in der Stärke keine Fortschritte macht, und wenn er so traurig wird, dann esse er oft diese rohen Kerne (Edelkastanie), und dies gieß seinem Herzen einen Saft wie Schmalz ein, und er wird an Stärke zunehmen und seinen Frohsinn wiederfin-den.«

Rezept

10–20 rohe Maroni

Über den Tag verteilt essen.
Rohe Maroni gibt es in der Zeit von Ende September bis in den Dezember hinein. Das kann für uns der Hinweis sein, daß die Maroni besonders gut bei »Herbstdepres-sionen« helfen.

Zusätzliche Behandlungen:

Aderlaß, Schröpfen, Frühjahrskur
Depressive sollen sich von bekömmlichen Speisen ernähren; wenn sie gesund werden wollen, sollen sie laut Hildegard folgendes beachten:
Petersilie, Sellerie, Betonikakraut, Liebstöckel und Honigwaben mit Wachs nicht essen, da diese Melancholie, Schwermut oder ähnliches erzeugen.
Nicht an der Eberraute riechen, da dies Melancholie und Zorn erzeugt.
Siehe Herzwein — Petersilienhonigwein (Herz), siehe auch Nervenschwäche

Durchfall
(jeder Genese)

»Wer Durchfall hat, nehme Eidotter nachdem das Eiweiß entfernt wurde, und schlage ihn in eine Schüssel. Wenn er das getan hat, soll er den Dotter mit Mutterkümmel und etwas gestoßenem Pfeffer in die Eierschale zurückgeben, auf dem Feuer rösten und dem Kranken davon zu essen geben, nachdem dieser etwas Nahrung zu sich genommen hat.«

Rezept

20 g Mutterkümmelpulver
5 g weißes Pfefferpulver

Eine Prise von diesem sog. »Durchfalleipulver« in einem geschlagenen Eigelb verrühren und in einer Eierschalenhälfte über Feuer braten.
Nachdem der Kranke etwas Dinkelweißbrot zu sich genommen hat, ihm das fertig gebackene, krümelige

Durchfallei zu essen geben. Nach Bedarf 2–3 x täglich wiederholen, bis der Durchfall beendet ist, evtl. mehrere Tage lang.

An das erste selbstgebackene Durchfallei erinnere ich mich noch sehr gut. Durchfalleipulver, Eidotter und die halbe Eierschale waren problemlos zu beschaffen, aber wie sollte man dieses Ding über Feuer backen können, ohne sich die Finger ernsthaft zu verbrennen. Ich nahm ein altes Teesieb zur Hilfe, das ich mir zurecht bog, so daß die halbe Eierschale, ohne umzufallen, Platz fand. Anschließend röstete ich mein Durchfallei über einer Kerzenflamme, wobei ich ständig mit einem Teelöffelstiel umrührte.

Und es wirkte!

Dieses kleine Wundermittel möchte ich allen Reisenden empfehlen, die vor »Montezumas Rache« verschont bleiben wollen, es sollte in keiner Reiseapotheke fehlen. Sie können sich dieses Heilmittel an Ort und Stelle selber herstellen oder bereits fertig gebacken mit in den Urlaub nehmen.

Fieber
(jeden Ursprungs)

»Wenn jemand Fieber hat, welcher Art auch immer der nehme Meisterwurz und zerstoße sie etwas. So gestoßen und zerrieben gieße einen halben Becher Wein darüber, daß die Wurzeln alle bedeckt sind und lasse diesen Ansatz über Nacht stehen ... Am frühen Morgen gebe man nochmals Wein dazu, und so trinke er von diesem nüchtern, und dies soll er drei oder fünf Tage lang machen, und er wird geheilt werden.«

Rezept

1–2 TL leicht angestoßene Meisterwurzwurzeln
1/4 l naturreiner Wein

Die Wurzeln abends in 1/8 l Wein ansetzen und über Nacht ziehen lassen. Am nächsten Morgen zu diesem Ansatz nochmals 1/8 l Wein geben.

Diesen Meisterwurzwein (1/4 l) über den Tag verteilt, beginnend mit morgens vor dem Frühstück und tagsüber vor jeder Mahlzeit, trinken.

Den Meisterwurzwein kann sich jeder ohne großen Aufwand selbst herstellen, und er wirkt bei fiebrigen Zuständen wahre Wunder. Allerdings muß man dieses Fiebermittel jeden Abend frisch ansetzen, um am nächsten Tag sein Medikament parat zu haben.

Wichtig!

Man darf keinesfalls vergessen, am nächsten Morgen noch frischen Wein zuzugeben, sonst wäre die Zubereitung unvollständig. In jedem Fall soll man den Meisterwurzwein 3 oder 5 Tage lang anwenden.

Auch Säuglingen und Kleinkindern kann der Meisterwurzwein tropfenweise verabreicht werden.

Wird das Kind noch gestillt, so ist eine Medikation über die Muttermilch gut möglich. Die Mutter nimmt bei Fieber des Säuglings 2–3 x täglich 1 Likörglas voll.

Ein anderes Fiebermittel finden wir fast an jedem Waldrand. Es ist die Himbeerpflanze:

»Denn wer Fieber hat und Widerwillen gegen das Essen, der koche mäßig Himbeer(blätter) in Wasser und er lasse so das Kraut in diesem Wasser und dieses Wasser trinke er morgens und abends so warm, und dieses im Wasser gekochte Kraut

*lege er so warm für eine kurze Stunde auf seinen Magen, und
dies tue er während drei Tagen, und die Fieber in ihm werden weichen.«*

Rezept

1 EL Himbeerblätter
250 ml Wasser

Die Himbeerblätter in Wasser leicht kochen. Das über-
stehende »Himbeerwasser« morgens und abends warm
trinken. Die warmen Kräuter als Magenauflage verwenden (eine knappe Stunde lang).

Freßsucht und andere Süchte

*»Und wer nicht fasten kann, der lege einen Diamanten in
seinen Mund, und er mindert den Hunger, so daß er umso
länger fasten kann.«*

Rezept

Roh-Diamant

In den Mund nehmen. Bei jeder Art von Suchtbehand-
lung kann der Diamant angewendet werden, ob Rau-
cherentwöhnung, Drogenentzug oder in der Behandlung der Freßsucht. Man verwendet einen größeren
Roh-Diamanten, um ihn nicht wegen seiner geringen
Größe zu verschlucken.

Gelbsucht

»Wer Gelbsucht hat, gebe Aloe (abends) in kaltes Wasser und er trinke dieses morgens und wenn er zu Bett geht. Das mache er drei- oder viermal, und er wird geheilt.«

Rezept

0,5 g Aloepulver
250 ml Wasser

Das Pulver abends in Wasser ansetzen und am Morgen vorsichtig abgießen, damit das Pulver im Ansatzglas zurückbleibt und nicht mitgetrunken wird. Dieses Wasser wird morgens nüchtern und abends vor dem Schlafengehen getrunken.

Das Aloewasser vollbringt, in bezug auf Gelbsucht, oft kleine Wunder. Als ich dieses Heilmittel das erstemal 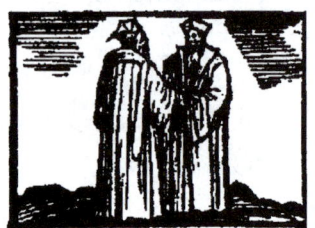 verordnete, war ich noch skeptisch, ob die Gelbfärbung der Haut dadurch beeinflußt wird. Doch es übertraf meine kühnsten Erwartungen.

Nachdem der Patient bereits zwei Wochen lang im Krankenhaus an Gelbsucht behandelt wurde und keine Besserung in Sicht war (weder Leberwerte noch Hautfarbe hatten sich gebessert), entschloß er sich, das Aloewasser zu trinken. Schon in den ersten drei Tagen der Behandlung war die Gelbfärbung so stark zurückgegangen, daß man — nur vom Aussehen — nicht mehr von Gelbsucht sprechen konnte.

Wenn das keine positive Werbung für Hildegard-Medizin ist!

Ein weiteres Hildegard-Mittel gegen Gelbsucht finden

wir im Diamant. Für unsere Zwecke genügt ein Roh-Diamant. Diese sind preislich wesentlich günstiger als geschliffene oder lupenreine Diamanten und somit für jedermann erschwinglich.

»Wer Gelbsucht hat, lege einen Diamanten in Wein oder Wasser und trinke das Darüberstehende, und er wird geheilt.«

Rezept

Roh-Diamant

Zur Bereitung dieses Heilmittels nehme man einen Roh-Diamanten, lege diesen in einen Krug und fülle diesen Krug mit Wasser.

Seinen Bedarf an Trinkwasser decke nun der Kranke mit dem Wasser aus diesem Gefäß, das jederzeit wieder mit frischem Wasser aufgefüllt werden kann.

Somit hat man eine unversiegbare Heilmittelquelle gegen Gelbsucht.

Dieses Diamant-Wasser kann auch bei Neugeborenengelbsucht angewendet werden.

Wenn die Mutter ihr Kind stillt, so trinkt die Mutter das Diamant-Wasser, und das Kind bekommt es dann in bereits vorverarbeiteter Form als Muttermilch.

Wird das Kind mit Trockenmilch ernährt, so verwendet man zur Bereitung des Fläschchens dieses Diamant-Wasser ohne Gefahr für das Kind.

Eine häufige Ursache der Gelbsucht bei Neugeborenen liegt darin, daß dem Wärmebedürfnis der Kleinen nicht genügend Rechnung getragen wird.

Nach der Geburt muß die Leber des Säuglings beim Abbauen des fetalen Blutfarbstoffs wahre Schwerstarbeit verrichten. Läßt man das Kind zu stark auskühlen, so kann die Leber ihre Abbauarbeit nur unvollständig erledigen, was zu einer Überschwemmung des Körpers mit Blutfarbstoff führt, und schon haben wir die Gelbsucht.

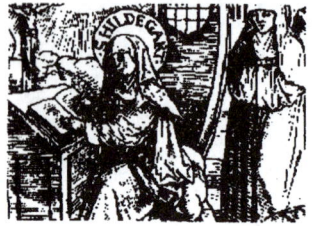 Aus diesem Grund sollen Neugeborene mit besonders wärmender Wäsche aus weicher naturbelassener Schafwolle bekleidet werden und im Bettchen auf einem Schaffell liegen, mit der Wärmflasche an den Füßchen. Kleidung und Decken aus Naturfaser bewirken keinen Wärmestau, da sie atmen, im Gegensatz zu synthetischen Materialien. Bei unseren Kindern hielten wir uns streng an diese Regeln, dadurch blieben sie von Blähungen und Gelbsucht verschont.

Die Ursachen der Gelbsucht beschreibt Hildegard wie folgt:

»Die Seuche, welche Gelbsucht genannt wird, entsteht aus einem Überfluß an Galle, wenn durch kranke Säfte, Fieber und große und häufige Zornausbrüche die Galle ausfließt. Diesen Gallenerguß nehmen die Leber und die übrigen Eingeweide auf, und derselbe Erguß durchdringt auch das ganze Fleisch des Menschen ... und schädigt den Menschen. So wird sie durch ihre ungewöhnliche Farbe bei Menschen erkannt.«

Gicht (Rheuma)

»Denn wer gichtkrank ist, esse oft diese Frucht (Quitte) ge-kocht und gebraten, und sie unterdrückt die Gicht in ihm so, daß diese weder seine Sinne abstumpft, noch seine Glie-der bricht, noch sie hilflos läßt.«

Rezept

Quittenfrüchte

Täglich Quittenfrüchte (ca. 1–2 St.) essen, gekocht, ge-braten, auch in Form von Quittenmarmelade (Zucker-anteil reduzieren, evtl. mit Galgantpulver gewürzt).
Gicht ist bei Hildegard eine Störung im Verhältnis der Säfte zueinander. Dieses Mißverhältnis kann bereits seit Geburt bestehen, oder es wurde später erworben.
Die Gicht tritt auch gern nach häufigem und übermäßi-gem Genuß von »schwerem Wein« auf.
Ist das »gewisse Quentchen zuviel« auslösender Faktor für die Gicht, so hat Hildegard folgendes Mittel parat:

»Ein Mensch, der weiches Fleisch hat und infolge von über-mäßigem Trinken an einem seiner Glieder von der Gicht ge-plagt wird, soll Petersilie nehmen und das Vierfache davon Raute und in einer Schüssel mit Olivenöl rösten. Falls er kein Olivenöl bekommen kann, soll der die Kräuter mit Bockstalg durchbraten. Die Kräuter soll er noch heiß auf die Stelle legen, wo er den Schmerz empfindet, ein Tuch überle-gen und damit die Kräuter fixieren.«

Rezept

20 g Petersilienkraut
80 g Raute
Olivenöl oder
Bockstalg

Die Kräuter (bei frischen Kräutern etwas zerkleinern) in Olivenöl oder Bockstalg (soviel als nötig) rösten. Die warmen Kräuter auf die schmerzende Stelle auflegen und mit einem Tuch oder einer Binde befestigen.
Diese Kräuterpackung hilft auch gegen die Schmerzen bei Hexenschuß (Ischiagien).
Zusätzlich ist es erforderlich, Schweinefleisch in jeder Form, ob als Braten, als Wurst oder in sonstigen Zubereitungen, und alle anderen Küchengifte zu meiden. Außerdem ist es ratsam, sooft es möglich ist, einen Spinat aus Bachbunge zu essen.

»Die Bachbunge ist von warmer Natur und wer daraus ein Mus (Spinat) kocht unter Beigabe von Fett oder Öl, und sie so ißt, der erleichtert seinen Bauch durch Abführen wie mit einem Trank. Und auch gegessen unterdrückt sie die Gicht.«

Rezept

Bachbungenkraut

Die Bachbunge blanchieren, kleinschneiden, in Butter andünsten und mit Salz abschmecken.
Diesen Spinat 1–2 x wöchentlich essen.
Da Gicht (Rheuma) immer in Verbindung mit Jähzorn auftritt, ist auch eine Behandlung dieser negativen Eigenschaft erforderlich. Dazu haben wir den Edelkastanien-Saunaaufguß:

»Der Mensch, der gichtkrank ist, und daher jähzornig, weil

die Gicht immer mit Jähzorn einhergeht, der koche Blätter und die Fruchtschalen der Edelkastanien in Wasser und mache damit ein Dampfbad, und er mache das oft, und die Gicht wird weichen, und er wird einen milden Sinn haben.«

Rezept

20 Edelkastanienblätter
10 stachelige Fruchthülsen der Edelkastanie
2 l Wasser

Die Blätter und die Fruchthülsen ca. 10 Minuten in dem Wasser leicht köcheln lassen.

Mit diesem Absud wird in der Sauna ein Aufguß gemacht. Pro Woche werden zwei Saunatage empfohlen, und pro Saunatag ca. 2–3 Durchgänge von ca. 5–10 Minuten.

Man wird sich nicht — wie sonst üblich — zuerst aufheizen, um dann zum Abschluß des Saunaganges den Aufguß zu machen, sondern von Anfang an den Edelkastanienaufguß so nach und nach auf die heißen Steine gießen, um die ganze Zeit in dem Aufgußdampf zu sitzen und auf den Körper einwirken zu lassen.

Nach dem Saunadurchgang wird warm geduscht, und je nach Bedarf werden heiße Fußbäder gemacht. Anschließend im Ruheraum eine halbe Stunde ausruhen bis zur nächsten Runde.

Sollte die Gicht (Rheuma) die Wirbelsäule befallen haben, so daß dort bereits starke Verkrümmungen auftreten, so empfiehlt Hildegard den Kupferwein.

Bei diesem Mittel denke man auch an deformierende Arthritis.

»Aber wenn jemand so vergichtet ist, daß er sich ganz (zusammenkrümmt) verkrümmt, dann nimm reines Kupfer

und werfe das ins Feuer bis es glüht, so glühend nehme es aus dem Feuer und laß es erkalten. Und wiederum werfe es ins Feuer bis es glüht, und nehme es wieder aus dem Feuer bis es erkaltet, und zum dritten Mal lege das Kupfer ins Feuer und wenn es dann glüht, lege es so glühend in guten Wein, und das Gefäß, in dem der Wein ist, bedecke er oben, damit weder seine Wärme noch sein Dampf entweiche. Und so trinke er den Wein mäßig warm und die Gicht wird weichen.«

Rezept

**ca. 200 g Kupferplatte
oder gediegenes Kupfer
500 ml Wein**

Das Kupferstück zweimal im Feuer zum Glühen bringen und jeweils wieder aus der Glut nehmen und erkalten lassen. Dann ein drittes Mal im Feuer zum Glühen bringen und dann — so glühend — in guten Wein einlegen und sofort einen Deckel auf das Glas stülpen, damit kein Dampf oder Wärme entweicht.

Von diesem Kupferwein trinke man 2 x täglich 1 Likörglas voll (leicht angewärmt), bis eine Besserung eintritt. Wer keinen Holzofen zu Hause hat, kann sich das Kupferstück auch in einer Schmiede zum Glühen bringen lassen oder evtl. im Holzofengrill. Der Phantasie sind keine Grenzen gesetzt.

Als »Weinglas« verwenden wir ein Einmachglas mit Schnappverschluß und Gummiring, da dieses nach dem Eintauchen des glühenden Kupfers sehr schnell und dicht verschlossen werden kann.

Noch ein Hinweis für Gichtkranke:

»Und die Hühnerfedern sind schlecht für Kopfkissen, weil sie die Gicht in jenem Menschen erregen, der darauf liegt.«

Als Kissenfüllung kann man sehr gut kardierte Schafwolle oder Dinkelspelzen verwenden.
Eine gute Salbe gegen Gicht ist die Rheuma- oder Arthritissalbe (auch Wermutsalbe genannt).

»Aber zerstoße Wermut in einem Mörser zu Saft und füge Unschlitt und Hirschtalg und Hirschmark bei, so daß es vom Wermutsaft zweimal soviel sei wie vom Talg, und vom Talg zweimal soviel wie vom Hirschmark, und mach so eine Salbe. Und ein Mensch, der von sehr starker Gicht geplagt wird, so daß seine Glieder sogar zu zerbrechen drohen, den salbe damit nahe am Feuer wo es schmerzt, und er wird geheilt werden.«

Rezept

80 g frisches Wermutkraut
20 g Unschlitt (Rindertalg vom Bauch)
20 g Hirschtalg
20 g Hirschmark
(wenn erhältlich 100 g Ziegenfett)

Den frischen Wermut in einem Mörser oder mit einem Pürierstab zu einem Pflanzenbrei zerstoßen. Den Rindertalg, den Hirschtalg, das Hirschmark und das Ziegenfett (ist an dieser Stelle nicht näher beschrieben, doch soll es die Wirkung einer jeden Salbe verbessern) in einem Topf auslassen und den Wermutbrei unterrühren. Mit dieser Salbe wird die schmerzhafte Körperstelle 2 x täglich am offenen Feuerschein eingerieben. Diese Feuerbestrahlung des Körpers wird noch wirksamer, wenn zum Abbrand Ulmenholz verwendet wird. Der Feuerschein von brennendem Ulmenholz hat nämlich für sich bereits eine gicht- und rheumamildernde Wirkung.

»Und wer von der Gicht geplagt wird, soll nur von ihrem Holz (Ulme) ein Feuer anzünden und sich sogleich am Feuer wärmen. Und die Gicht wird zur Stunde weichen.«

Rezept

Ulmenholz

Ausschließlich Ulmenholz in einem offenen Kamin verbrennen, da andere Holzarten diese heilsame, feinstoffliche Strahlung mindern oder ändern können. Wohl dem, der einen offenen Kamin oder eine andere Feuerstelle in seinem Haus hat. Wir haben zu Hause schon mal eine »Feuerbestrahlung« am offenen Ofentürchen vorgenommen. Die bestrahlte Körperfläche ist allerdings sehr klein.

Besser ist da schon ein Lagerfeuer im eigenen Garten. Auch ein Grill kann als Feuerstätte gute Dienste leisten. Der Phantasie sind keine Grenzen gesetzt.

Als eines der besten Gicht- und Rheumamittel in der Hildegard-Heilkunde gibt es das Sellerie-Mischpulver.

»Wer aber von Gicht so geplagt wird, daß (sich) sein Mund zusammenpreßt und verzerrt, und daß seine Glieder zittern, und daß er auch in seinen anderen Gliedern zusammengezogen wird, der nehme pulverisierte Selleriesamen und füge dem zu einem Drittel Raute bei und auch von Muskatnuß weniger als Rautepulver und weniger Gewürznelken als Muskatnuß und weniger Steinbrech als Gewürznelken. Und dies alles mache er zu Pulver und er esse sowohl nüchtern wie auch nach dem Essen dieses Pulver und die Gicht wird

*von ihm weichen, weil es das beste Mittel gegen Gicht
ist ...«*

Rezept

60 g Selleriefrüchte
20 g Weinraute
15 g Muskatnuß
10 g Gewürznelken
5 g Steinbrechkraut

Die Zutaten zusammen pulverisieren. Vor und nach jeder Mahlzeit jeweils 1/2 TL Rheumapulver auf einem
Stück Zwieback oder Brot (evtl. mit Quittenmarmelade)
einnehmen. Auch unter den Edelsteinen finden wir
Heilmittel gegen die Gicht.

*»Und in welchem Glied auch immer den Menschen die
Gicht plagt, der lege den Chrysopras auf seine nackte Haut,
und die Gicht wird weichen.«*

Rezept

Chrysopras-Stein

4–5 x täglich auf die schmerzende Stelle auflegen und
dort kurze Zeit verweilen lassen.
Nicht jeder Patient spricht auf Edelsteinmedizin an.
Manchmal wirken die Chrysopras-Auflagen sofort,
manchmal dauert es lange, bis eine Besserung verzeich-
net werden kann.
Als zweiten Stein konnte ich den Jaspis mit Erfolg gegen
Gicht einsetzen.

*»Und wenn im Herzen oder in den Lenden oder in irgendei-
nem anderen Glied des Menschen Säftestürme, das heißt*

Gicht, auftreten, der lege den Jaspis auf jene Stelle und drücke ihn, bis er dort warm wird, und die Gicht wird weichen, weil die gute Wärme und die gute Kraft jene falsch-warmen und falsch-kalten Säfte heilt und beruhigt.«

Rezept

Jaspis-Stein

Diesen Jaspis (am besten eine Scheibe) auf die schmerzende Stelle auflegen und andrücken, bis der Stein warm wird, abnehmen, bis er erkaltet ist und erneut auflegen.

Es ist schon erstaunlich, wie schnell Edelsteine ein Krankheitsgeschehen in den Griff bekommen können. Natürlich ist das auch von Mensch zu Mensch verschieden.

Bei vielen Patienten habe ich bemerkt, daß sie gerne Edelsteine zur Behandlung verwenden. Nicht nur aus dem Grund, weil man eine einmal angelegte »Edelstein-Apotheke« über Generationen vererben kann, ohne daß sie an Wirkung verlieren oder sich aufbrauchen könnte. Vor allem sind die Patienten von der raschen Wirkung fasziniert.

Zusätzliche Behandlung bei Rheuma und Gicht:

1. Ernährung konsequent umstellen, sonst keine Aussicht auf Erfolg!
2. keine Küchengifte!
3. Aderlaß/Schröpfen (wichtig)
4. Goldkur, Birnhonigkur, Frühjahrskur, Sivesan-Pulver
5. kurmäßig 2–3 x pro Woche Walfischfleisch essen (wenn es irgendwo aufzutreiben ist)
6. Siehe auch unter Jähzorn

Gürtelrose

»Das Eisenkraut ist mehr kalt als warm, und wenn entweder infolge von Geschwüren oder von Würmern fauliges Fleisch im Menschen ist, dann koche er Eisenkraut in Wasser und dann lege er ein leinenes Tuch auf die fauligen Wunden oder auf die fauligen Stellen mit den Würmern, und lege das Eisenkraut, nach mäßigem Ausdrücken des Wassers, mäßig warm auf jenes leinerne Tuch, das du auf die fauligen Fleischstellen gelegt hast. Und nachdem es ausgetrocknet ist, lege auf die gleiche Weise wieder anderes, gekochtes Eisenkraut darauf, und tue dies so lange, bis jene Fäulnis weggenommen wird.«

Rezept

100 g Eisenkraut
echtes Leinentuch

Ein Stück reines Leinentuch auf die Haut legen (sterile Leinenkompresse). Je nach Größe der betroffenen Hautstelle 30–50 g oder mehr Eisenkraut in Wasser kochen (ca. 5 Minuten), abseihen und leicht abgetropft auf die Kompresse legen. Diese darf von der Eisenkrautauflage etwas durchfeuchtet werden.

Wenn der Umschlag trocken geworden ist, entferne man denselben, koche erneut frisches Eisenkraut in Wasser und fertige eine neue Auflage, und so fort, bis die Haut abgeheilt ist.

Siehe Bohnenmehlauflage (Ulcus cruris),
siehe Veilchensalbe (Hautgeschwür)

Zusätzliche Behandlungen:

Aderlaß,
innerlich Quendelkrautpulver.
Auch eine mehrmalige Jaspis-Auflage (siehe Gicht) lindert den brennenden Schmerz.

Haarausfall

»Aber mach auch Asche aus der Rinde und den Blättern dieses Baumes (Pflaumenbaum), und mach aus dieser Asche eine Lauge. Und wenn dein Kopf schuppig ist oder welkt (die Haare ausfallen), wasche ihn oft mit dieser Lauge, und der Kopf wird geheilt werden, und er wird schön sein, und er wird viele und schöne Haare hervorbringen.«

Rezept

Rinde und Blätter vom Pflaumenbaum

Im Freien bei einem kleinen Lagerfeuer ausschließlich diese Rinde und die Blätter verbrennen. Die Asche fein zerreiben und in einem Glas aufbewahren. Aus diesem Vorrat kann man sich bei Bedarf eine Pflaumenaschenlauge herstellen.

Dazu löst man 1 EL Asche in 1 l Wasser auf und schüttelt mehrmals täglich um. Größere Ascheteile kann man abfiltern oder vorsichtig die darüberstehende Lauge abgießen.

Mit dieser Lauge macht man nach jedem Kopfwaschen eine Packung. Dazu benutzt man die Lauge als Spülung, die nicht mehr ausgewaschen wird, sondern eintrocknen darf.

Lufttrocknen ist in jedem Fall besser, als mit dem Fön

oder der Trockenhaube nachzuhelfen, da dies die Kopfhaut und das Haar wieder strapaziert.

Wer unbedingt fönen will, soll die »Laugenpackung« vorher ca. 20 Minuten einwirken lassen und dabei mit einem Handtuch einen Turban um die nassen Haare legen. Vor dem Fönen die Haare unbedingt gut durchtrocknen.

Die Pflaumenaschenlauge ist selbst recht einfach herzustellen, wenn man Pflaumenrinde und -blätter zur Verfügung hat und einen geeigneten Ort, diese zu veraschen.

Harnverhalten

»Und wer auch immer den Harn nicht lassen kann, so daß er (glaubt, daß er) von einem Stein bedrängt wird, der zerstoße Rainfarn und seihe seinen Saft durch ein Tuch, und er gebe etwas Wein bei, und so trinke er oft, und das Harnverhalten wird gelöst, und er läßt ihn (den Harn) hinaus.«

Rezept

**50 ml Rainfarnurtinktur
(Tanacetum
vulgare Ø)
500 ml Wein**

Rainfarnurtinktur mit dem Wein vermischen und kühl aufbewahren. Von diesem Rainfarnwein trinken wir anfangs 3 x täglich 3 Likörgläser (60 ml) voll, nach Eintreten der Besserung reduzieren wir auf 3 x täglich 1 Likörglas voll.

Wer an diesen Beschwerden (Harnverhalten, Gefühl des Blasensteins) leidet, soll den Rainfarnwein mindestens

4 Wochen lang nehmen. Häufig läßt sich dadurch eine Operation vermeiden.

Rainfarn gilt an und für sich als giftig. Das trifft nur auf die Blüten des Rainfarns zu, nicht aber auf die Blätter. Wenn also Rainfarn in einem Rezept verwendet wird, so nehmen wir nur das Rainfarnblätterpulver ohne Blüten. Benötigen wir allerdings Rainfarnsaft, so verwenden wir die homöopathische Urtinktur aus der Apotheke.

Hinweis:

Wir möchten bei Rainfarn zusätzlich darauf hinweisen, daß das BGA Rainfarn zur Anwendung in der Therapie nicht empfohlen hat. Vor Anwendung dieser sowie jeder anderen Rezeptur **muß** daher ein Arzt oder Heilpraktiker konsultiert werden, um mögliche Risiken und Nebenwirkungen abzuwägen, die Dosis individuell zu bestimmen, vor allem, um einen durch unkontrollierte Behandlung möglichen gesundheitlichen Schaden zu vermeiden.

Hautkrankheiten

Das Kapitel Hautkrankheiten machte mir etwas Kopf zerbrechen, denn gerade die Haut kann — wie alle anderen Organe letztendlich ja auch — nicht für sich alleine betrachtet werden. Sie ist das Ausscheidungsorgan, das heute am wenigsten als solches betrachtet wird. Die Giftstoffe, welche durch die inneren Organe wie Leber, Niere, Darm und Lunge nicht ausgeschieden werden, müssen wohl oder übel durch die Haut aus dem Körper abtransportiert oder im Körper eingelagert werden. Aus diesem Grund soll man bei jeder Hauttherapie auch die inneren Organe mitbehandeln, um die Giftstoffe, schlechten Säfte usw. möglichst rasch aus dem Organismus zu entfernen. Für eine Behandlung der Haut ist es deshalb unbedingt notwendig, alle inneren Organe zu vermehrter Ausscheidung anzuregen.

Allgemeine Behandlung der Hautkrankheiten:
— Zur inneren Reinigung des Körpers empfiehlt sich Aderlaß und Schröpfen.
— Eine erfolgversprechende Behandlung kann ohne »Hildegard-Diät« nicht durchgeführt werden.
— Birnhonigkur

Aber nicht nur Giftstoffe können Hautkrankheiten verursachen, auch Störungen im Hormonhaushalt, Stoffwechsel und im Sexualleben können Hautirritationen hervorrufen. Auch der seelische Bereich muß als mögliche Krankheitsursache in Betracht gezogen werden. Häufig finden sich auch hier auslösende Faktoren, die bewußt gemacht werden müssen.

Welche verheerenden Folgen eine unterdrückte Ausscheidung durch die Haut nach sich zieht, kann am Beispiel eines Ulcus cruris verdeutlicht werden. Das »offene Bein«, wie es auch im Volksmund heißt, stellt sozusagen ein »Notventil« dar, durch das der Organismus Giftstoffe ableitet. Es ist die letzte Stelle im System, durch die schädliche Stoffe ausgeschieden werden. Wird nun diese Ausscheidung zum Stillstand gebracht, indem man das Ulcus »gewaltsam verheilt«, so hat der Betreffende zwar keine Beschwerden mehr am Bein, aber die Giftstoffe bleiben im Körper. Diese reichern sich innerhalb kurzer Zeit im Menschen so stark an, daß sie den gesamten Organismus zum Kollabieren bringen und der Betreffende an dieser »inneren Vergiftung« sterben kann. Als Todesursache wird oft Herz- oder Organversagen diagnostiziert.

Aber nicht nur der »Dreck« von innen macht der Haut zu schaffen, auch alle äußeren Verunreinigungen und Einwirkungen beeinträchtigen die Funktion der Haut und deren Gesundheit.

Kosmetika, Luftverschmutzung, vermehrte UV-Strahlung, Waschmittelrückstände (z. B. optische Aufheller), häufiges Duschen und viele andere äußere Reize mehr belasten täglich unsere Haut. Deshalb sollten wir wenigstens alle vermeidbaren Risikofaktoren, sowohl die inneren als auch die äußeren, von vorne herein ausschalten. Es bleiben immer noch genug unvermeidbare Einwirkungen, zu deren Behandlung uns Hildegard auch einen Rat weiß.

Wie wir aus den Medien erfahren, weitet sich das Ozonloch immer mehr aus. Die »Schutzschicht« der Erde gegen Strahlung wird tagtäglich weiter geschädigt durch Luftfahrt, Autos, Industrie und Haushalte. Experten warnen bereits vor direkter Sonnenstrahlung, da der UV-Anteil stark angestiegen ist. Säuglinge und Kleinkinder sollen keiner direkten Sonnenbestrahlung ausgesetzt werden.

Was können wir mit Hildegard gegen diese Einflüsse tun? Für Sonnenbrand und andere »solare« sowie nukleare Schäden verweisen wir in der Hildegard-Heilkunde auf die Leinsamenabkochung (siehe Kapitel Verbrennungen).

Wie die Ozonschicht die Erde mit einem schützenden Mantel einhüllt, so umgibt ein Säureschutzmantel den Körper des Menschen, der uns vor äußeren Einflüssen (z. B. Bakterien) schützt. Dieser wird durch häufiges Waschen bzw. Duschen mit Seifenprodukten zerstört, und es dauert eine geraume Zeit, bis der Körper diesen »Säureschutz« wieder aufgebaut hat. Allzu übertriebene Putzsucht am eigenen Körper ist deshalb genausowenig angebracht wie ein Verwahrlosen. Auch hier gilt es, das rechte Maß zu finden.

Hautkrankheiten:

Flecken im Gesicht
fleckige und rauhe Gesichtshaut

»Wenn ein Mensch Flecken in seinem Gesicht hat, soll er einen Amethyst mit seinem Speichel befeuchten und seine Flecken mit dem so befeuchteten (Amethyst) bestreichen. Außerdem mache er noch Wasser am Feuer warm und halte diesen Stein über dieses Wasser und der Schweiß, der von ihm ausgeht (das niedergeschlagene Kondenswasser) werde dem Wasser beigemischt, und dann lege man ihn (den Stein) noch in dieses Wasser Und mit diesem Wasser wasche er oft sein Gesicht, und er wird eine weiche Gesichtshaut und eine schöne Gesichtsfarbe bekommen.

Rezept

Amethyst-Stein

Den Stein mit Speichel befeuchten und mit diesem die Gesichtsflecken bestreichen. Anschließend Wasser zum Kochen bringen und den Amethyst über den Wasserdampf halten, bis er beschlägt und dann den Stein in dieses Wasser legen. Dieses »Amethystwasser« 2 x täglich zum Waschen des Gesichtes verwenden.

Dieser Edelstein kann Akne-geplagten Teenagern eine große Hilfe sein. Zum einen ist ein Amethyst keine kostspielige Anschaffung, verbraucht sich nicht und ist in der Anwendung einfach selbst anzuwenden.

Alle anderen Aknewässerchen und -salben haben den Nachteil, daß sie früher oder später zur Neige gehen und teuer nachgekauft werden müssen. Außerdem sind die meisten sehr scharf, trocknen die Haut zu stark aus und lassen sie rauh wie ein Reibeisen werden. Auch Kosmetika können mit dem Amethystwasser ersetzt werden — »die Gesichtshaut wird glatt und die Gesichtsfarbe schön«.

Mit dem Amethystwasser können wir außerdem einen Beitrag zum Tierschutz leisten. Dieses Heilmittel wurde garantiert ohne Tierversuche gemacht! — Sie können es zudem jeden Tag selbst herstellen.

Bei Akne und bei allen anderen Hautkrankheiten muß man von innen her mitbehandeln und zwar mit dem Quendelkrautpulver als Gewürz.

»Und ein Mensch, der krankes Fleisch hat, so daß sein Fleisch wie die Krätze ausblüht, esse oft Quendel mit Fleisch oder Mus gekocht, und das Fleisch seines Körpers wird innerlich geheilt und gereinigt werden.«

Rezept

Quendelkrautpulver

In jedem Fleisch- oder Gemüsegericht den Quendel als Gewürz mitkochen (Menge je nach Geschmack).

Wichtig!

Den Quendel darf man nicht erst bei Tisch den Speisen zugeben, sondern er muß von Anfang an mitgekocht werden. Nur so heilt er von innen heraus.

»Aber wer im Gesicht eine harte und rauhe Haut hat und die sich im Wind leicht schuppt, der koche Gerste in Wasser; und dann wasche er sich sanft im Gesicht mit jenem durch ein Tuch geseihten und mäßig warmen Wasser und seine

Haut wird ihm sanft und mild sein und wird eine schöne Farbe haben.«

Rezept

100 g ungeschälte Gerste
1 l Wasser

Die Gerste in Wasser 10–15 Minuten kochen, durch ein Tuch seihen und mit dem abgekühlten Absud das Gesicht »sanft« waschen.

Wenn man zum Waschen des Gesichts einen Waschlappen benutzen will, so soll dieser aus reinem Leinen gefertigt sein. Normalerweise wird man jedoch den Absud in die hohle Hand nehmen — dann ist er auch nicht mehr zu heiß —, damit das Gesicht waschen und das Gerstenwasser leicht einmassieren.

2 x täglich angewendet, hilft dieser Gerstenabsud nicht nur gegen rauhe, vom Wind ausgetrocknete Haut, sondern gibt auch eine schöne Gesichtsfarbe.

Psoriasis
Schuppenflechte

»Und gieße die Galle des Hasen über die Lepra des Menschen und salbe oft damit, und die Rinden (rusae) dieser Lepra werden fallen, und er wird geheilt werden, weil die Hasengalle für diesen Zweck hinreichend nützt.«

Rezept

Hasengalle

1 x täglich auf die von Schuppenflechte befallenen Stellen träufeln und verreiben. Wenn Sie für diesen Zweck

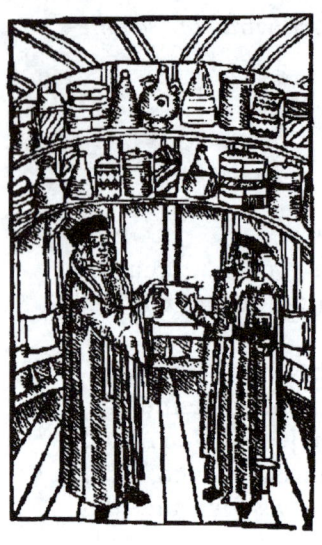

einen Hasen schlachten, so achten Sie dabei bitte auch auf den Mondstand. Bei zunehmendem Mond ist die Gallenblase gut gefüllt, wogegen sich bei abnehmendem Mond nur ein paar Tropfen Hasengalle in der Gallenblase befinden.

Die Hasengalle wird in einer Injektionsspritze aufgezogen und kann dann in einem Medizinalfläschchen im Kühlschrank einige Zeit aufbewahrt werden.

Wir können die Hasengalle aber nicht nur bei Schuppenflechte einsetzen, sondern bei jeder Hautkrankheit, bei der sich »Rinden« auf der Haut bilden.

Häufig tritt nach dem Auftragen der Hasengalle eine Erstverschlimmerung in Verbindung mit heftigem Brennen auf, die erst nach Stunden abklingen kann. Sollte dieses Heilmittel ansprechen, so ist bereits in wenigen Tagen eine deutliche Besserung erkennbar.

Hautgeschwür

»Wer im Kopf Schmerzen hat oder wem Krebse das Fleisch fressen oder wer überhaupt Geschwüre am Leibe hat, der nehme Veilchensaft, den dritten Teil davon Olivenöl und Bockstalg soviel als Veilchensaft und lasse alles in einem frischen Topf zusammen kochen und bereite eine Salbe. Wer im Kopf Schmerzen hat, reibe sich diese Salbe quer über die Stirne ein, und er wird es leichter haben. Aber auch wo Krebs oder ein anderes Geschwur den Menschen auffrist, dort sal-

be dich, und dieser Krebs (allerkleinste Würmchen) werden sterben, so sie davon kosten.«

Rezept

30 g Veilchensaft (Viola odorata)
10 g Olivenöl
30 g (Ziegen-)Bockstalg

Die Zutaten in einem Topf zusammen schmelzen, kalt rühren und in kleinen Salbenkruken im Kühlschrank aufbewahren.
Mit dieser Salbe 1–2 x täglich die befallenen Hautbezirke hauchdünn einsalben.
Selbst bei oberflächlichen Wunden, die dadurch meist ohne Narbenbildung verheilen und bei Muttermalen, die durch die Wirkung der Salbe nach und nach verblassen, konnte sie mit Erfolg eingesetzt werden.
Ein weiteres Heilmittel gegen Hautgeschwüre finden wir in der Küche. Es ist das Roggenbrot. Es muß allerdings zu 100 % aus Roggenmehl gebacken sein und darf sonst kein anderes Getreide — nicht einmal Dinkel — enthalten. Also kein Roggen-Mischbrot.

»Wenn Krebse, nämlich diese allerkleinsten Würmchen, das Fleisch eines Menschen annagen, soll man warme RoggenbrotStücke auflegen und das oft machen, und sie werden durch diese (subtile Roggen) Wärme zugrunde gehen.«

Rezept

Roggenbrot

3 x täglich das Innere vom Roggenbrot am Herd oder im Backrohr erwärmen, und so warm auf die betroffene(n) Stelle(n) auflegen.

Dieses Mittel habe ich in meiner Praxis noch nicht gegen Hautgeschwüre eingesetzt. Ich will es aber trotzdem beschreiben, weil es dem einen oder anderen Leser aus der scheinbar ausweglosen Situation einer noch »unheilbaren« Krankheit helfen kann.

Zur allgemeinen Hautgeschwürbehandlung ist allerdings das konsequente Einhalten einer Diät (Dinkel) und eine hildegardisch orientierte Lebensweise notwendig.

Ulcus cruris
(offene Beine und andere eiternde Geschwüre)

»Wo sich beim Menschen Geschwüre oder Eiterungen finden, der koche oder brate eine Quittenfrucht und lege sie samt anderen Heilkräutern (gestoßene frische Schafgarbe und Malve) über jene Geschwüre, und er wird geheilt werden.«

Rezept

1 Quittenfrucht
30 g Schafgarbenkraut
30 g Malvenkraut

Die gekochte Quitte zerkleinern und mit den frisch zerstoßenen Kräutern vermengen und auf das Geschwür oder die Eiterung auflegen.

1–2 x täglich eine frische Auflage herstellen.

Wem diese Anwendung zu umständlich ist oder die Rohstoffe nicht verfügbar sind, der kann offene Geschwüre mit einem Edelstein behandeln.

»Wenn einen Menschen Würmer annagen, der lege ein Lein-

tuch über das Geschwür und binde darauf einen Smaragd und darüber weitere Leinen, wie einer der Brennkegel gesetzt hat, damit der Stein warm wird. Mache das so 3 Tage lang oder noch länger und die Würmer werden sterben.«

Rezept

**Smaragd-Stein
6–10 Leinenlappen**

Das Geschwür zuerst mit einem frisch gewaschenen und gebügelten (steril) Leinenlappen bedecken. Auf diesen Lappen wird genau über das Geschwür der Smaragd gelegt. Darüber gibt man noch ca. 5–6 Leinenschichten und fixiert das ganze mit einer elastischen Binde.
Je nach Bedarf die Auflage 1–2 x täglich wechseln.
Zur Auflage muß unbedingt echtes Leinen verwendet werden, da allein schon dieses eine Heilwirkung auf das Geschwür ausübt.
Die Leinen-Smaragd-Auflage kann bei jeder offenen und eitrigen Wunde eingesetzt werden.
Als sehr wirksam zur Behandlung von Beingeschwüren haben sich Bohnenmehlauflagen erwiesen.

»Und wer in seinem Fleisch einen wallenden Schmerz hat und Krätze und Geschwüre, welcher Natur sie auch seien, der nehme Bohnenmehl und füge etwas Pulver vom Fenchelsamen hinzu und mische das mit feinstem Weizenmehl in Wasser damit es zusammenkleben kann, und so bereite er Küchlein am Feuer oder in der Sonne. Und er lege sie oft auf und (diese Auflagen) werden den Schmerz jenes (Kranken) herausziehen und er wird geheilt werden.«

Rezept

100 g Bohnenmehl
20 g Fenchelpulver
100 g Weizenweißmehl

Die Zutaten miteinander gut vermischen und mit soviel Wasser als nötig einen festen Teig kneten, dünn ausrollen und in Quadrate schneiden (je nach Größe der benötigten Auflage). Diese legen wir entweder an die Sonne und lassen sie dort »backen« oder in den Backofen und überbacken nur leicht, so daß die Küchlein noch weich sind, um sie auf das Geschwür aufzulegen.

Die Küchlein direkt auf die kranke Stelle auflegen und mit einer elastischen Binde fixieren. 3–5 x täglich erneuern.

Wichtig scheint mir in diesem Text die Stelle:

»... diese Auflagen werden den Schmerz des Kranken herausziehen ...«

Das Geschwür wird also nicht »gewaltsam verheilt«, sondern die Giftstoffe werden durch die Auflage entfernt. Ein so gereinigtes Geschwür verheilt, ohne Spätfolgen (durch innere Vergiftung) zu verursachen.

Heiserkeit
(Aphonie)

»Aber auch wer in der Stimme und im Hals heiser ist und wer in der Brust leidet, nehme Königskerze und Fenchel im gleichen Gewicht und koche es in gutem Wein. Anschließend seihe er dieses durch ein Tuch und trinke es oft, und er wird seine Stimme wiedererhalten, und die Brust heilt.«

Rezept

25 g Königskerzenblüten (Wollblumen)
25 g Fenchelkraut

3 TL dieser Kräutermischung in 250 ml Wein ca. 3 Minuten kochen. Morgens diese Abkochung herstellen, in eine Thermoskanne füllen und über den Tag verteilt trinken.

Häufig stellt sich die Heiserkeit während oder nach einer Grippe ein.

Diese Mischung sei dann besonders jenen ans Herz gelegt, die jeden Tag viel reden müssen.

Wer einmal richtig heiser war, der weiß erst, wie oft man am Tag etwas sagt, ohne daß man es groß registriert. Bei Heiserkeit spüren Sie förmlich jedes Wort in der Kehle, und jede Antwort auf eine Frage — selbst das kleine Wörtchen ja — kann zur Qual werden.

Herzbeschwerden
(Herzschmerzen, Altersherz, Kreislaufbeschwerden)

»*Und wer Herzschmerzen hat und wer im Herz schwach ist, der esse bald genügend Galgant, und es wird ihm bessergehen.*«

Rezept

0,1 und 0,2 g Galganttabletten

Bei Bedarf 1–2 Galganttabletten auf der Zunge zergehen lassen, nicht schlucken.

Achtung! Galgant schmeckt sehr scharf.

Der Galgant ist ein Mittel, das bei jeder Art von Herzschmerz wirklich prompt hilft. Man läßt dabei eine Galganttablette langsam auf der Zunge zergehen. Das nimmt den Herzschmerz, lindert Angina pectoris-Anfälle und behebt herzbedingte Schwächezustände.

Allerdings heilt der Galgant keine Herzerkrankungen, sondern nimmt den Schmerz und sorgt für ein besseres Wohlbefinden. Sollte sich 5 Minuten nach der ersten Einnahme keine Besserung zeigen, so kann man diese noch 1–2 x wiederholen.

Ist auch dann keine Erleichterung des Herzschmerzes zu spüren, so rate ich zu einer raschen Abklärung der Ursache in der nächsten Klinik, und zwar sofort.

Galganttabletten dürfen in keiner Hausapotheke fehlen, und jeder Angina-pectoris-Gefährdete soll sie stets bei sich tragen, um sie beim Anfall parat zu haben, da sie in ihrer Wirkung Nitroglycerinpräparate vollwertig ersetzen können.

Um jedoch eine Herzkrankheit auszuheilen, müssen wir zu einem anderen Hildegard-Heilmittel greifen, das noch dazu ganz hervorragend schmeckt. Es ist der Petersilienhonigwein.

»Aber wer im Herzen oder in der Milz oder in der Seite Schmerzen hat, der koche Petersilie in Wein und füge etwas Essig und genug Honig bei, und dann seihe er es durch ein Tuch, und so trinke er oft, und es heilt ihn.«

Rezept

7–10 Petersilie-Stengel mit Kraut
1–2 EL Weinessig
50–150 g Honig
1 l Wein

Die Petersilie in dem Wein-Weinessig-Gemisch 5 Minuten lang kochen. Jetzt fügt man den Honig bei und läßt das Ganze auf kleiner Flamme 10 Minuten lang köcheln.

Der nun fertige Herzwein wird durch ein Tuch abgeseiht und in vorher ausgekochte Flaschen heiß abgefüllt und sofort verschlossen.

Von diesem Wein trinkt man 2–3 x täglich 1 Likörglas voll. Bei Einschlafschwierigkeiten kann man abends die Menge unbedenklich auf 1/2 Tasse erhöhen, da durch das Kochen der Alkoholgehalt auf ein Minimum abgesenkt wurde.

Dieser Herzwein schmeckt hervorragend und er heilt wie Hildegard schreibt. Für alle gestreßten Menschen ist dieser Herzwein ein wahres Elixier, da es ihr Herz heilt und schützt und somit den Streß im Beruf, die Hetze des Alltags den geplagten Menschen nicht mehr in dem Maße an das Herz und an die Nerven gehen können.

Was wäre Hildegard-Heilkunde ohne seine Edelsteine? Mein bester Freund unter den Edelsteinen ist der Jaspis. Er hat mir schon aus so vielen Beschwerden geholfen wie kein anderes Heilmittel.

Ob Herzschmerzen oder Sehnenscheidenentzündung, ob Rückenschmerzen oder Stockschnupfen, stets war der Jaspis mein Helfer, und er hat mich nicht im Stich gelassen.

»Bei wem sich im Herzen oder in den Lenden oder an einem anderen Körperglied des Menschen Säftestürme erheben, d.h. die Gicht, der lege einen Jaspis auf diese Stelle und drücke ihn fest an, bis er dort warm wird, und die Gicht wird weichen, weil die gute Wärme und die guten Kräfte heilsam wirken gegen jene falsch-warmen und falsch-kalten Säfte.«

Rezept

Jaspis-Stein

Den Jaspis auf die schmerzende Stelle auflegen und andrücken, bis er warm wird, wieder abnehmen, abkühlen lassen und erneut auflegen.

Zur Auflage dient in der Regel ein zu einer Scheibe geschliffener Jaspis. Die Scheibe soll 4–8 mm stark sein und einen Durchmesser von ca. 5–7 cm haben. Wir haben schon getrommelte Jaspissteine, die nur eine einzige ebene Fläche hatten, zur Behandlung verwendet. Auch diese helfen, Hauptsache, es ist ein echter Jaspis. Form und Größe spielen keine entscheidende Rolle. Wir sollten aber auch darauf achten, daß der Stein nicht allzu groß ist, da er sich sonst nur sehr langsam erwärmt.

Der Jaspis wird bei Zimmertemperatur, keinesfalls stark abgekühlt (Kühlschrank), auf die schmerzhafte Körperstelle aufgelegt. Im Falle unserer Herzbeschwerden also auf die Herzgegend. Wir lassen den Stein so lange auf der Haut liegen, bis er sich erwärmt hat. Dann nehmen wir ihn von der Haut und lassen ihn wieder auf Zimmertemperatur abkühlen. Den abgekühlten Stein bringen wir erneut auf die schmerzende Stelle und lassen ihn wieder warm werden.

Diesen Vorgang wiederholen wir 2–3 x pro Anwendung. Auch bei Herzrhythmusstörungen hat der Jaspis schon großartig geholfen. Diese dürfen aber nicht durch Medikamente verursacht sein, da bei dieser speziellen Art von Rhythmusstörungen der Jaspis kaum Abhilfe schafft.

Sollten Sie an einem ganz intensiven Herzschmerz leiden, so daß Sie meinen, den Tod bereits vor Augen zu haben, dann hat Hildegard auch ein Heilmittel für Sie.

»Wer an einem so intensiven Herzschmerz leidet, daß (er meint), sein Leben hinge nur noch an einem Faden, der pulverisiere Enzian und esse dieses Pulver in einer Suppe, und sein Herz kommt wieder zu Kräften.«

Rezept

Enzianwurzelpulver

1 gestrichenen TL Enzianpulver über eine Dinkelgriessuppe streuen und dieses Pulver zuerst abschöpfen und essen. Man kann dieses Pulver 1–2 x täglich verwenden. Wenn Sie das Enzianpulver selbst herstellen, dann ist es ratsam, nur das Enziankraut zu trocknen und den Wurzelstock in der Erde zu belassen, damit er wieder frisch austreiben kann. So können Sie eine nie versiegende Heilmittelquelle im Garten selbst kultivieren, die diesen Intensivschmerz des Herzens unter Kontrolle hält. In unseren Apotheken erhalten wir heute in der Regel Enzianwurzel zu kaufen. Auch diese ist wirksam gegen diesen »Vernichtungsschmerz«.

Husten

»Wer aber einen trockenen Husten hat, der nehme die inneren Kerne der Pflaumen und werfe die Schale weg. Lege diese Kerne in Wein, bis sie vom Wein durchtränkt sind und dadurch anschwellen. So gequollen esse er sie oft. Darauf bereite aus diesen gequollenen Kernen mit gutem Wein eine Suppe und trinke sie, und er wird schnell geheilt.«

Es gibt wohl kein Mittel, das mit Husten so schnell aufräumt wie die Pflaumenkerne und die Pflaumenkernsuppe. Selbst chronischer Husten, der sich über zwei

Jahre hielt, konnte in etwas mehr als 14 Tagen zum Verstummen gebracht werden.

Hierzu ist aber auch eine konsequente Diät und eine Umstellung der Lebensgewohnheiten notwendig. Kettenraucher müssen schon auf den liebgewonnenen Glimmstengel verzichten, um den Husten loszuwerden. Da viele Menschen mit dem Originaltext nicht zurecht kommen, gebe ich eine genaue Gebrauchsanleitung der Pflaumenkernkur an.

Rezept

40 Pflaumenkerne
250 ml Wein

Man nehme von ca. 40 Pflaumenkernen die inneren Kerne (am besten mit dem Nußknacker aufknacken) und lasse sie zugedeckt in Wein quellen, bis sie dickbauchig geworden sind (ein bis zwei Tage). Von diesen Kernen kaue man täglich 2–6 Stück (Kinder weniger, Erwachsene mehr).

Außerdem werden sechs gequollene Kerne fein gehackt, und man bereite eine Suppe aus 3 EL Wein (in dem die Pflaumenkerne gequollen sind), den feingehackten Kernen, Dinkelmehl und Wasser. Diese Suppe soll 1 x täglich gegessen werden, ca. 3–7 Tage lang, bis der Husten verschwunden ist.

Eine Vergiftung, durch die in den Pflaumenkernen vorkommende Blausäure, ist nicht zu befürchten. Sie wird zu einem großen Teil in dem Wein gelöst. Wahrscheinlich bewirkt die noch enthaltene gebundene Blausäure die hustenstillende Wirkung.

Diese Pflaumenkernkur können wir äußerlich mit dem Wermutöl kräftig unterstützen.

»Gebe Wermutsaft in Olivenöl, so daß die Ölmenge die

Menge des Saftes um zwei Teile übertrifft. Dieses Gemisch stelle in einem Glas an die Sonne, so daß es warm wird und so bewahre es während des Jahres auf Wenn dann ein Mensch in und um die Brust leidet, so daß er davon zu husten beginnt, salbe ihn damit auf der Brust. Wenn er in der Seite Schmerzen hat, reibe ihn dort ein, und er heilt ihn innerlich und äußerlich.«

Rezept

20 ml frischer Wertmutpreßsaft
60 ml Olivenöl

Dieses Saft-Öl-Gemisch lassen wir in einem Glas mit Deckel 1–2 Wochen lang an der Sonne stehen und verwahren es noch den ganzen Sommer an einem dunklen, kühlen Ort, dann ist das Wermutöl fertig zum Gebrauch. Wermut-Hustenöl gibt es aber auch in der Apotheke.

Man reibe damit 2 x täglich Brust und Rücken, bzw. die schmerzenden Stellen ein.

Unter keinen Umständen innerlich verwenden!

Dieses Wermutöl hilft selbst bei Kleinkindern sehr gut. Sollte das Öl zu Hautrötung, Juckreiz, Brennen usw. führen, so kann man es mit Olivenöl bis zur Hälfte verdünnen.

»Aber auch wer Husten hat, nehme Fenchel und Dill im gleichen Gewicht und füge den dritten Teil davon Andorn hinzu. Und das koche er in Wein und seihe es durch ein Tuch und trinke es, und der Husten wird weichen.«

Rezept

15 g Fenchelkraut
15 g Dillkraut
5 g Andornkraut
1 l Wein

Die Kräutermischung in dem Wein ca. 5 Minuten kochen, abseihen und heiß in Flaschen abfüllen.

Erwachsene nehmen davon 3 x täglich 1/8 l (angewärmt).

Kindern verabreicht man davon 3 x täglich 1 TL bzw. 1 EL, je nach Alter.

Da man im Handel vom Fenchel selten das Kraut angeboten bekommt (meistens die Fenchelsamen), sind wir dazu übergegangen, das Kraut vom Gemüsefenchel, der gut im Garten gedeiht, zu trocknen und zu verwenden.

Sehr gute Erfahrungen bei Husten mit starker Verschleimung machten wir mit dem sogenannten Brombeerelixier.

»Aber auch wenn jemand an der Lunge leidet und aus der Brust heraus hustet, nehme Bertram und weniger Brombeerblätter als Bertram und von Ysop noch weniger als vom Brombeerstrauch und Dost noch weniger als von diesen, und er gebe Honig hinzu und koche es kräftig in einem guten Wein. Anschließend seihe er es durch Tuch. Und so soll er wenn er etwas gegessen hat, etwas trinken, und wenn er viel gegessen hat, soll er genug davon trinken, und das soll er oft machen, und die Lunge wird ihre Gesundheit zurückerhalten, und der Schleim wird von der Brust entfernt.«

Rezept

30 g Bertramwurzel
25 g Brombeerblätter
20 g Ysopkraut
15 g Origanum
150 g Honig
3 l Wein

Die Kräutermischung mit dem Honig ca. 10 Minuten lang im Wein kochen, abseihen und heiß in Flaschen füllen.
Von diesem Brombeerelixier nimmt man
– nach kleinen Mahlzeiten: 1–2 EL voll,
– nach großen Mahlzeiten: 1–2 Likörgläser voll.
Wirkt hervorragend bei Husten mit starker Verschleimung. Da der Wein stark gekocht wird und sich dadurch eine große Menge Alkohol bereits verflüchtigt hat, kann man dieses Elixier auch Kindern geben, allerdings muß die Dosierung reduziert werden.
Kleinkindern gibt man ca. 1/2 TL, Schulkindern 1 TL nach den Mahlzeiten.

Bei trockenem Husten soll man zusätzlich zur Pflaumenkernkur Rainfarnsuppe essen.

»Und wer trockenen Husten hat, der bereite mit feinem Mehl und Rainfarn Suppen und esse sie oft, und so werden die Trockenheit und die inneren Geschwüre seines Hustens gelöst, so daß jener Mensch, der Auswurf hat, diesen ausspeit, und es wird ihm besser gehen.«

Rezept

**2 MS Rainfarnpulver ohne Blüten oder
1–2 TL frische gehackte Rainfarnblätter
2 EL Dinkelfeinmehl
1–2 EL Butter**

Das Mehl und das Rainfarnpulver mit etwas kaltem Wasser glattrühren und in kochendes Wasser einrühren, so daß eine dünne Mehlsuppe entsteht, mit Salz und Butter abschmecken.
Die Suppe schmeckt herb würzig und ist gut zu essen. Man soll sie mindestens 1 x täglich essen.

Zusätzliche Behandlungen:

Schröpfen,
kalte Speisen und Getränke vermeiden,
Birnhonig

Insektenstiche

»Und wenn eine Spinne oder irgendein anderes Gewürm den Menschen ankommt oder sich (mit einem Stachel) an ihn heftet, dann soll die Haftstelle alsbald mit dem Wegerichsaft eingerieben werden, und er wird Erleichterung finden.«

Rezept

**frischer oder selbstgepreßter Wegerichsaft oder
Spitzwegerichurtinktur**

Eine baldige Anwendung (auf der Stichstelle verreiben) des Wegerichsaftes bewirkt ein rasches Abklingen der Schmerzen sowie einen schnellen Rückgang der Schwellung.

Sowohl Spitzwegerich als auch Breitwegerich sind zur Behandlung der Insektenstiche geeignet.
Die Blätter werden zwischen den Fingern zerrieben und auf die Stichstelle aufgelegt und rund um diese verteilt.
Die erste Auflage erneuert man nach ca. 4–5 Minuten, die zweite Auflage nach 10 Minuten, falls diese überhaupt noch notwendig sein sollte, da diese Wegerichauflagen den Schmerz sehr schnell lindern.

Jähzorn

»Und wenn dieser Stein von einem Menschen getragen wird, so soll er ihn so bei sich halten, daß er seine Haut berührt, so daß er über einer Ader seines Körpers zu liegen kommt. Und jene Ader und das Blut, welche die Wärme und die Kraft aufnehmen, leiten diese Kräfte an die übrigen Adern und an das übrige Blut weiter. Auf diese Weise wendet der Stein vom Menschen Krankheiten ab und verleiht ihm einen sehr starken Sinn gegen den Jähzorn, so daß er sanft in seinen Sitten sein wird, daß ihn kaum ein Mensch durch Ungerechtigkeit zu gerechtfertigtem Zorn reizen kann.«

Rezept

Chalcedon-Stein

Dank der Edelsteinschleifer gibt es jetzt dünne Chalcedonscheiben, die ohne großen Aufwand unter jede Armbanduhr geklebt oder mit einem Faden am Uhrband befestigt werden können, und somit über einer Ader liegen. Auch in Pulswärmer wurden bereits Chalcedonscheiben eingestrickt. Das Handgelenk ist ein guter Ort für den Chalcedon, weil sich hier die Adern sehr nah an der Haut befinden und so die Kraft des Steins besser aufnehmen können.

Die Ursachen für den Jähzorn sieht Hildegard in einer Unordnung der Säfte. Den jähzornigen Menschen beschreibt sie folgendermaßen:

»Übersteigt das Lauwarme das Feuchte, und das Feuchte das Trockene und den Schaum, so ist der Mensch listig, flieht den Frieden und liebt Zwietracht und Streit. Am Leibe ist dieser dürr aber ein Schlemmer beim Essen, auch ist er nicht gesund, liegt aber trotzdem deswegen nicht im Bett, sondern geht umher Er kann lange leben, erreicht aber das eigentliche Greisenalter nicht, weil er stirbt, bevor er zu hohem Alter gelangt.«

Es war mir »vergönnt«, einen jähzornigen Menschen eine gewisse Zeit aus nächster Nähe beobachten zu können.

Diesen besser zu charakterisieren ist schier unmöglich. Mit wenigen Worten ist jeder Zug an diesen Menschen beschrieben, und diese Worte treffen wie Pfeile ins Schwarze.

Jähzornige können eine wahre Plage für ihre Umgebung sein — ohne sich selbst dessen bewußt zu werden. Auch für diese Mitmenschen hat Hildegard Heilmittel parat; nämlich die Edelkastaniensauna (siehe Gicht), den Chalcedonstein, den Diamanten und den »gelöschten Wein«. Mögen sie davon regen Gebrauch machen, zum Nutzen für ihre eigene Gesundheit und zum Wohl ihrer Mitmenschen und Familienangehörigen, denn zornige Menschen sind genauso unberechenbar wie Menschen unter Alkoholeinfluß.

Der Diamant ist bei Jähzorn folgendermaßen anzuwenden.

»Aber auch wer irrsinnig ist und jähzornig und lügenhaft, der soll diesen Stein immer in seinem Munde halten, und durch die Kraft jenes Steines werden diese Übel abgewendet.«

Rezept

Roh-Diamant-Kristall

Bei einem »Anfall« den Diamanten in den Mund nehmen. Der Diamant kann diese drei Übel (Jähzorn, Irrsinn, Lüge) vom Menschen abwenden; aber der Mensch muß sich erst seines »Lasters« bewußt werden, um zu diesem Mittel zu greifen!

Um Zorn und Trauer, die ja eng aufeinanderfolgen, da das Eine das Andere ergibt, in ihre Schranken zu weisen, weiß Hildegard noch folgenden Rat:

»Wenn irgendein Mensch zum Zorn oder zur Trauer bewegt wird, soll er rasch Wein auf dem Feuer warm machen, ihn mit wenig kaltem Wasser schrecken und trinken. So wird der Rauch der Schwarzgalle, der sich in ihm zum Wutausbruch erhoben hat, in Schranken gehalten.«

Rezept

**50 ml Wein
20 ml kaltes Wasser**

Den Wein zum Kochen bringen und mit dem Wasser abschrecken: Diesen »gelöschten Wein« im Bedarfsfalle trinken. Jähzornigen möchte ich empfehlen, diesen

Wein als tägliches Heilmittel morgens und abends zu trinken. Da der Wein stark aufgekocht wird, verfliegt der meiste Alkohol und kann somit gefahrlos getrunken werden. Bei Bedarf kann die Menge erhöht oder reduziert werden.

Zusätzliche Behandlungen:

Aderlaß, Sivesanpulver, Dinkelkost, Nervenkekse
Siehe auch unter Gicht, da Gicht und Jähzorn in der Regel gemeinsam auftreten.

Kranke Füße — Kalte Füße

»Aber mach auch Schuhe und Halbstiefel aus dem Fell des Dachses und zieh sie an, und du wirst gesund sein an den Füßen und Beinen, denn es steckt eine große Kraft in dem Fell des Dachses.«

Rezept
Dachsleder-Schuhe
Dachsleder-Einlegesohlen

Bei jeder Fuß- oder Beinkrankheit wird der Dachsschuh als Heilmittel mit herangezogen, den der Patient tagsüber so oft und so lange als nur möglich tragen soll.
Selbst »chronischen Kalt-Fuß« kann der Dachsleder Hausschuh wieder etwas erwärmen.
Auch Raucherbeine reagieren positiv auf dieses Heilmittel, indem die Durchblutung gesteigert wird.

Zusätzliche Behandlung:

Podagra-Schröpfen

Knochenbruch

»Wenn aber einem Menschen an irgendeiner Stelle ein Knochen durch einen Unfall zerbrochen wird, dann schneide er Wegerichwurzeln in Honig, und er esse es täglich nüchtern.«

Rezept

100 g Wegerichwurzeln
500 g Honig

Wegerichwurzeln waschen, abtrocknen und mit dem Wiegemesser fein schneiden (im Winter getrocknete Wurzeln verwenden), anschließend in den Honig einrühren.

Von diesem Honig täglich vor jeder Mahlzeit 1 TL voll auf der Zunge zergehen lassen.

Wer sich heute bei uns einen Knochen bricht, wird wohl oder übel ins Krankenhaus gehen, um ihn wieder einrichten und eingipsen zu lassen. Zur Heilung des Bruches können wir selbst einen großen Beitrag leisten, indem wir die Kallusbildung mit dem Wegerichwurzel-Honig anregen.

Sollte der Bruch nicht eingegipst sein, kann man die Malven-Wegerichpackung äußerlich zur Unterstützung anwenden.

»Und er koche auch mäßig die grünen Blätter der Malve (Käsepappel) und fünfmal soviel Blätter oder Wurzeln vom Wegerich mit Wasser in einem neuen Topf, und er lege sie oft

warm auf die schmerzende Stelle, und der gebrochene Kno-
chen wird geheilt werden.«

Rezept

10 g Malvenblätter
50 g Wegerichblätter oder -wurzeln

Malven- und Wegerichblätter mischen und leicht kochen, abtropfen lassen und warm über die schmerzende
Bruchstelle legen. Die Kräuterpackung kann — wenn das
schmerzfrei möglich ist — mit einem Tuch auf der Körperstelle fixiert und 2–3 x täglich erneuert werden.

Konzentrationsschwäche —
Vergeßlichkeit

»Aber auch der Mensch, dem das Gehirn infolge Trockenheit
leer ist, und der daher schwach im Kopf ist, der koche die
Fruchtkerne des Maroni-Baumes in Wasser und er füge
nichts anderes hinzu, und wenn das Wasser ausgegossen ist,
soll er sie oft nüchtern und nach dem Essen nehmen, und
sein Gehirn wächst und wird gefüllt, und seine Nerven wer-
den stark, und so wird der Schmerz im Kopf weichen.«

Rezept

10–15 Edelkastanienkerne

Die Maroni kreuzweise einschneiden (oder getrocknete,
bereits geschälte Kerne verwenden) und in Wasser
weich kochen.
Vor und nach jedem Essen jeweils ca. 5 St. essen.
Die gekochten Maroni haben sich besonderes bei Schü-

lern bewährt, die vor einer Abschlußprüfung standen. Beim konzentrierten Lernen für eine Prüfung stellen sich häufig Konzentrationsschwäche, Vergeßlichkeit und Kopf schmerzen ein.

Man hat das Gefühl, man lernt Tag und Nacht und kann sich am Ende doch immer weniger merken. Daß bei dem Lernstreß die Nerven eine Stärkung vertragen können, liegt auf der Hand.

Außer den Maroni haben wir noch ein Heilmittel gegen Vergeßlichkeit, das nur äußerlich Anwendung findet.

»... und ein Mensch, der gegen seinen Willen vergeßlich ist, der zerstoße die Brennessel zu Saft und füge etwas Olivenöl hinzu, und wenn er schlafen geht, salbe er damit seine Brust und die Schläfen, und dies tue er oft, und die Vergeßlichkeit in ihm wird vermindert werden ...«

Rezept

30 g frisch zerstoßener Brennesselpflanzenbrei
50 g Olivenöl

Die ersten Brennesseln im Frühjahr mit dem Pürierstab zu einem Brei zerkleinern und mit dem Olivenöl vermischen.

Vor dem Schlafengehen:
1. das Brustbein mit ca. 5 Tropfen
2. die Schläfen mit je 2–3 Tropfen einreiben.

Beide Mittel gegen Vergeßlichkeit können wunderbar miteinander kombiniert werden.

Aber bitte nicht vergessen: Edelkastanien essen, Brennesselbrei einreiben und nicht umgekehrt.

Zusätzliche Behandlung:

Aderlaß, Schröpfen, Dinkelernährung, Frühjahrskur

Kopfschmerzen

»Nimm daher Weihrauch und pulverisiere ihn, und gib dem etwas Feinmehl bei und auch Eiweiß, und mache so Törtchen und trockne sie an der Sonne oder auf einem warmen Ziegelstein und bring sie oft an deine Nase, und ihr Geruch stärkt dich und erhellt deine Augen und füllt dein Gehirn. Aber wer Kopfweh hat, so daß er meint, sein Kopf werde gespalten, der lege ein so bereitetes Törtchen, wie oben beschrieben ist, an beide Schläfen und binde das mit einem Tuch mäßig fest, wenn er schlafen geht, und der Kopfschmerz wird weichen.«

Rezept

1 EL pulverisierter Weihrauch
2 EL Dinkelfeinmehl
1 Eiweiß

Zuerst vermische man das Weihrauchpulver mit dem Dinkelfeinmehl, dann gebe man das Eiweiß von einem Ei dazu und vermische es gut. Mit diesem Teig forme man kleine Küchlein und trockne sie an der Sonne.
Wenn keine Sonne scheint oder wenn die Sonne im Winter noch zu schwach ist, dann erwärme man im Backrohr einen Ziegelstein, nehme ihn heraus und trockne auf diesem dann die Küchlein.

Wichtig!
Nur trocknen, auf keinen Fall braten.
Oft daran riechen kräftigt den Körper und sorgt für eine

gute Kopfdurchblutung. Als Auflage sind die Küchlein stets frisch zu bereiten. Bei Kopfschmerz nehme man abends vor dem Schlafengehen zwei Törtchen, lege sie auf die Schläfen und binde sie mit einem (Kopf-)Tuch fest.

Es gibt viele Menschen, die sich bei Kopfschmerzen, besonders in der Stirnpartie, gerne mit einer Salbe einreiben, um den Schmerz zu lindern. Auch für diesen Zweck hat Hildegard das geeignete Mittel: Die Tannensalbe.

»Die Tanne ist mehr warm als kalt und hat viele Kräfte in sich. Und sie bezeichnet die Tapferkeit ... Nimm aber von der Rinde und den Blättern dieses Baumes und schneide auch von seinem Holz einige ganz kleine Stücke, wenn der Baum grünt, so daß er seinen Saft noch nicht verloren hat, wie es im März und auch im Mai der Fall ist, und gib von diesen das halbe Gewicht Salbei hinzu, und dann koche das gleichzeitig stark in Wasser bis es dick wird. Gib auch Butter dazu, welche im Mai von den Kühen bereitet wird (Mai-Kuhbutter), dann seihe es durch ein Tuch und mache so eine Salbe.«

Rezept

100 g Tannenrinde, -nadeln, -holz
50 g Salbeiblätter
500 ml Wasser
150 g Mai-Kuhbutter

Tannenrinde, -nadeln und wenig -holz und die Salbeiblätter fein schneiden und mit Wasser »einkochen«. Dem eingedickten Tannen-Salbeibrei geben wir die Butter zu und lassen das ganze unter ständigem Rühren zusammenschmelzen. Man kann der Festigkeit wegen auch noch ca. 50 g Ziegenfett zugeben.

Anschließend filtrieren wir diese Salbe durch ein Tuch und füllen sie in kleine Salbentöpfchen ab.

Zur besseren Haltbarkeit sollte die Tannensalbe im Kühlschrank oder im Gefrierfach aufbewahrt werden. Mit dieser Salbe reibe man sich täglich 2–3 x quer über der Stirn ein.

Auch unter den Edelsteinen finden wir ein Heilmittel gegen Kopfschmerzen.

»Und wenn jemand Kopfweh hat, dann lege er einen Rubin für eine kurze Stunde auf seinen Scheitel, nämlich so lange, bis sein Fleisch dort von ihm warm wird. Und (dann) soll er ihn sogleich entfernen, weil die Kraft dieses Steines seinen Kopf schneller und mehr durchdrungen hat, als die kostbarste Salbe oder als es ein Balsam tut, und so wird sich (der Kranke) im Kopf besser befinden.«

Rezept

Rubin-Stein

Den Rubin ca. 1/2–3/4 Stunde auf den Scheitel legen bzw. so lange, bis man am Kopf ein Wärmegefühl verspürt, dann sofort entfernen.

Eine Pflanze, die beinahe jeder Gärtner als Unkraut auf seinem Boden hat, ist die Gundelrebe. Sie gedeiht gern auf feuchtem Untergrund. Auch sie kann dem Menschen bei Kopfschmerzen (dumpfer Schmerz?) in Verbindung mit Ohrensausen helfen.

»Aber wenn üble Säfte den Kopf wie › doum‹ plagen, so daß auch seine Ohren tosen, der bringe Gundelrebe in warmem Wasser zum Sieden, und nach Ausdrücken des Wassers lege

er sie so warm um seinen Kopf, und sie mindert das › doum‹ (dumpfe Gefühl), das in seinem Kopf ist, und öffnet sein Gehör«

Rezept

Gundelrebenkraut

Das frische oder getrocknete Kraut in Wasser kochen, das Wasser ausdrücken und damit so warm wie möglich eine Kräuterpackung um den Kopf machen. Sie kann mit einer Mütze festgehalten werden. Anfangs die Pakkung täglich machen, nach einer Woche nur noch 3–4 x wöchentlich. Zweckmäßigerweise bleibt man bei der Anwendung liegen. Zum Einreiben gegen Kopfschmerzen kann auch die Veilchensalbe helfen. Diese muß quer zur Stirn eingerieben werden. (Rezepte siehe Hautgeschwür) Siehe Edelkastanien (Konzentrationsschwäche)

Zusätzliche Behandlungen:

Aderlaß, Schröpfen, Birnhonig

Krämpfe, nächtliche Wadenkrämpfe

»Schädigt der Krampf einen Menschen irgendwo an seinem Körper so nehme er Baumöl und reibe sich an den schmerzenden Stellen tüchtig damit ein. Anstelle des Baumöls kann er auch eine andere gute Salbe verwenden. Hat er keines von beiden zur Verfügung, so soll er die schmerzende Stelle mit kräftigen Strichen massieren.«

Rezept

Olivenöl

Die verkrampften Körperstellen kräftig mit Olivenöl massieren.

Die Schulmedizin erkannte als häufige Ursache von Krämpfen einen Mangel an gewissen Mineralstoffen und empfiehlt daher, entsprechende Präparate einzunehmen.

Auch durch Hyperventilation und Störungen im Stoff wechsel-, Hormon- und Nervensystem sowie bei Vergiftungen können Krämpfe auftreten, wobei unter allen Umständen ein Arzt oder eine Klinik aufgesucht werden muß.

Zusätzliche Behandlungen:

Aderlaß, Schröpfen

Kreuzschmerzen
(Rückenschmerzen)

»Und wer im Rücken oder in den Lenden Schmerz empfindet, der koche Weizenkörner in Wasser und bringe sie auf die schmerzende Stelle, und die Wärme des Weizens wird die Kräfte dieser Seuche verjagen.«

Rezept

1 kg Weizenkörner

Den Weizen in Wasser weich (mit »Biß«) kochen und damit eine Packung machen. Man geht in der Regel folgendermaßen vor:

Ins Bett oder auf eine Liege wird eine Betteinlage aus Gummi oder eine aufgeschnittene Plastiktüte gelegt, um ein Durchnässen zu vermeiden. Auf diese wasserdichte Unterlage wird ein großes Handtuch gebreitet. Darauf gibt man die nicht allzuweich gekochten, gut abgetropften Weizenkörner. Der Weizen darf nicht in irgendeiner Weise vorbehandelt sein, also keinen gebeizten oder geschälten Weizen verwenden. Auch Weizenflocken sind hier fehl am Platz.

Bevor man sich mit dem nackten Rücken auf die Körner legt, prüfe man die Temperatur. Die Körner sollen so warm sein, daß es noch gut erträglich ist, auf keinen Fall aber zu heiß, um Brandblasen zu vermeiden.

Wenn Sie auf den Körnern liegen, lassen Sie sich mit einem Leinuch einwickeln und gut zudecken. So bleiben Sie 3–4 Stunden liegen. Die Packung muß an mehreren aufeinanderfolgenden Tagen täglich angewendet werden. Nach drei bis fünf Tagen pausiert man einen Tag und kann bei Bedarf die Kur mehrmals wiederholen.

Selbst Patienten mit Bandscheibenvorfall und Spinalsklerose konnten dadurch große Erleichterung erfahren.

Auch bei den Edelsteinen finden wir eine Hilfe gegen Kreuz- oder Rückenschmerzen: den Jaspis.

»Und wenn sich im Herz oder in den Lenden oder in irgendeinem anderen Glied des Menschen Stürme der Säfte, das heißt Gicht, erheben, lege er den Jaspis auf jene Stelle und drücke ihn an, bis er sich dort erwärmt, und die Gicht wird weichen, weil die gute Wärme und die gute Kraft jene unrichtig warmen und kalten Säfte heilt und beruhigt.«

Rezept

Jaspis-Stein

Den Jaspis auf die schmerzende Stelle auflegen und andrücken.

Den Jaspis konnte ich bisher als kleines Wundermittel kennenlernen. Er bringt Linderung bei Rückenschmerzen, Ischialgien, Herzstechen, Herzschmerz allgemein und Seitenstechen. Selbst bei Sehnenscheidenentzündung, die ich mir beim Holzfällen zugezogen hatte, konnte er, auf die Unterarme mit Pflaster befestigt, die massiven Beschwerden innerhalb weniger Tage zum Abklingen bringen. Bei allen »Säftestürmen« kann er zur Linderung eingesetzt werden.

Auch Galgant hilft gegen Rückenschmerzen.

»Und wer im Rücken oder in der Seite wegen übler Säfte Schmerzen hat, der koche Galgant in Wein und trinke ihn oft warm, und der Schmerz wird aufhören.«

Rezept

1/2 TL Galgantpulver
oder geschnittene Galgantwurzel
150 ml Wein

Den Galgant kurz in Wein aufkochen und 2 x täglich warm trinken.

Der Galgantwein schmeckt zwar furchtbar, aber er hilft. Wer sich jedoch vom Galgantwein gegen Rückenschmerzen eine ähnlich rasche Wirkung verspricht wie vom Galgantpulver gegen Herzbeschwerden und Magenverstimmung, der wird etwas enttäuscht sein.

Man muß den Galgantwein wirklich oft trinken, um im Rücken beschwerdefrei zu werden.

Andere Mittel helfen zwar manchmal schneller, aber wenn nur Galgant als Mittel im Haus vorhanden ist, so tut er auch seine Dienste.

Zusätzliche Behandlung:

Schröpfen, eine gute Bettunterlage verwenden, Schaf fell als Betteinlage

Kreislaufschwäche

»Der Kastanienbaum ist sehr warm, hat aber doch große Kraft, die der Wärme beigemischt ist, und bezeichnet die Weisheit. Und was in ihm ist und auch seine Frucht ist nützlich gegen jede Schwäche ...«

Rezept

Edelkastanien

Die Maroni in Wasser weich kochen und vor und nach jeder Mahlzeit jeweils ca. 3–5 St. essen.
Immer wieder machen wir die Feststellung, daß gekochte Maroni nicht nur ein »leeres Gehirn« wieder auffüllen, d. h. die Kopfdurchblutung fördern, sondern dem ganzen Körper Kraft verleihen.

»Aber ein Mensch, der aus seinem Holz einen Stock macht, und diesen in seiner Hand trägt, so daß die Hand dadurch warm wird, dem wer den aus dieser Erwärmung die Adern und alle Kräfte des Körpers gestärkt ... Und nimm auch oft den Duft dieses Holzes auf und es wird deinem Kopf Gesundheit bringen.«

Rezept

Edelkastanienholz

Dieses Holz in der Hand halten und daran riechen.

Ich habe mir schon oft Gedanken darüber gemacht, wie man das Edelkastanienholz im täglichen Gebrauch einsetzen kann. Ein guter Bekannter hat so z.B. das Lenkrad in seinem Auto mit Edelkastanienholz umkleidet, mit dem Effekt, daß er beinahe ermüdungsfrei Autofahren kann.

Es wäre wünschenswert, wenn tägliche Gebrauchsgegenstände wie z. B. Spazierstöcke, Kochlöffel, Werkzeug- und Gerätestiele, Schubkarrengriffe, Fahrradgriffe ... aus Edelkastanienholz gefertigt würden. Man könnte beinahe ermüdungsfrei arbeiten, weil das Holz dem Arbeiter in seinem Schaffen ständig neue Kräfte zukommen läßt.
Leider gibt es diese Holzartikel noch nicht im Laden zu kaufen, bis auf wenige Ausnahmen, wie z. B. die Maronispazierstöcke und Babyspielzeug. Werkzeug- und Gerätestiele muß man sich bis jetzt selbst aus diesem Holz machen.
Siehe auch Chalcedon (Jähzorn)

Zusätzliche Behandlungen:

Schröpfen, Aderlaß, Sivesanpulver, Frühjahrskur

Lebererkrankungen

»Aber auch wer an der Leber Schmerzen hat, zerquetsche diese Kerne (Edelkastanien), und lege sie so in Honig und esse sie oft mit diesem Honig, und seine Leber wird gesund werden.«

Rezept

100 g Edelkastanienmehl
500 g Honig

Wir müssen uns heute nicht mehr abmühen, die Edelkastanienkerne zu zerquetschen. Es gibt bereits feingemahlenes Edelkastanienmehl zu kaufen, welches wir in den leicht erwärmten Honig einrühren.
3 x täglich 1–2 TL voll vor und nach dem Essen einnehmen.
Dieses Mittel heilt Leberschmerzen und kann sogar bei Leberzirrhose eine Besserung in die Wege leiten. Gallenblasenentzündung, Gallensteine usw. hingegen werden von diesem Mittel nicht geheilt! Es handelt sich ausschließlich um ein Lebermittel.
Hildegard kennt noch eine ganze Reihe Lebermittel, aber dieser Maronihonig ist sehr einfach herzustellen und außerdem sehr wirksam.

Meistens meldet sich die Leber mit einem dumpfen Schmerz unter dem rechten Rippenbogen. Zur genauen Diagnose soll aber auf jeden Fall ein Arzt herangezogen werden.
Um diesen Schmerz zu behandeln, gibt uns Hildegard den Lavendelwein.

»Und wer Lavendel (L. spica — Wilder Lavendel) mit Wein kocht oder wenn er keinen Wein hat, mit Honig und Wasser kocht und so lau oft trinkt, der mildert den Schmerz in der Leber und in der Lunge und die Dämpfigkeit in seiner Brust, und er bereitet reines Wissen und einen klaren Verstand.«

Rezept

20 g Speik-Lavendel
1 l Wein

Den frischen oder getrockneten Lavendel 5–10 Minuten im Wein kochen, abseihen und in ausgekochte Flaschen heiß abfüllen. 2–3 x täglich 1 Likörglas voll lauwarmen Lavendelwein trinken.

Anstelle der üblichen (Fernseh-)Knabbereien (Kartoffelchips, Salzstangen ...) empfiehlt es sich für Leber und Lungenkranke, Mandelkerne zu essen.

»Aber wer lungenkrank ist und einen Schaden an der Leber hat, esse diese Kerne oft, ob roh oder gekocht, und sie geben der Lunge Kräfte, weil sie den Menschen in keiner Weise dämpfig noch trocken machen, sondern sie machen ihn stark.«

Rezept

Mandelkerne (süße)

Leber und Lungenkranke sollten täglich mindestens 20 Mandelkerne essen; zur Abwechslung kann man auch Mandelgebäck nehmen.

Wird die Leber aufgrund von Traurigkeit, z.B. nach einem Todesfall, krank, so ist dies folgendermaßen zu behandeln:

»Aber wenn die Leber infolge von Traurigkeit des Menschen krank ist, soll er bevor die Krankheit in ihm überhand nimmt, junge Hühner mit Ysop kochen, und er esse oft, sowohl den Ysop als auch diese junge Hühner Aber auch den rohen, in Wein eingelegten Ysop esse er oft, und diesen Wein trinke er weil der Ysop ihm nützlicher ist für diese Krankheit als jenem, der an der Lunge Schmerzen hat.«

Rezept

1 Suppenhuhn
1 EL Ysop

Eine Hühnersuppe mit Ysop (ohne andere Suppengewürze) kochen und leicht mit Salz abschmecken.
Ysop und Hühnchen essen. Es wird nicht erwähnt, ob die Suppe mitgegessen werden soll, aber ich vermute, daß diese keinen Schaden zufügt. Man kann sie mit Dinkelsuppennudeln essen. Außerdem müssen wir uns dazu noch den Ysopwein herstellen:

Rezept

200 g frische Ysopzweige
1 l Wein

Die frischen Ysopzweige in Wein einlegen und einen Tag lang ziehen lassen.
Aus diesem Ysop-Vorratsglas täglich 1–2 TL Ysopblätter essen und 2 x täglich 1 Likörglas voll »Ysopwein« trinken.
Ysop-Hühnersuppe und Ysop-Wein wären also das gesündeste Gericht beim Leichenschmaus.

Nicht nur das Fleisch der Hühner ist für Heilzwecke tauglich, sondern auch die Hühnerleber.

»Und die Leber von Henne und Hahn taugen gegen Krankheiten, die den Menschen innerlich schädigen, wenn sie oft gegessen werden.«

Rezept

50 g Hühnerleber oder mehr pro Mahlzeit

Aus Hühnerleber lassen sich Leberspätzlesuppe, Leberknödelsuppe und sonstige Leberspezialitäten zubereiten.

Zum Abbinden oder als Streckmittel verwenden wir natürlich Dinkelmehl. Wir müssen die Hühnerleber aber oft, d.h. mindestens 2–3 x wöchentlich essen.

Die Hühnerleber können wir bei jeder Erkrankung innerer Organe zur unterstützenden Behandlung mit heranziehen. Leberkranke müssen eine salzarme, aber keine salzlose Diät einhalten, da ihnen ein zuviel an Salz schadet.

Zusätzliche Behandlungen:

Aderlaß, Hildegard-Diät, heiße Leberwickel

Lungenerkrankungen

Asthma

»Wenn jemand Schmerzen in der Lunge hat, dann trinke er häufig Ziegenmilch, und er wird geheilt werden.«

Rezept

Ziegenmilch

Täglich 1 Glas Ziegenmilch trinken.

Ziegenmilch hat sich bei Lungenschmerzen gut bewährt und wird auch zur Unterstützung bei Asthma und allen Lungenkrankheiten eingesetzt.

Der von vielen ungeliebte Ziegengeschmack in der Milch ist in der Frischmilch nicht auszumachen, sondern stellt sich erst nach 2–3 Tagen ein. Es ist deshalb ratsam, in nächster Nähe zum Wohnort einen Ziegenhalter auszukundschaften, um Frischmilch auch in kleinen Mengen zu bekommen.

Hildegard kennt auch eine Diät bei Lungenschmerzen.

»Wer jedoch auf irgendeine Weise in der Lunge Schmerzen hat, der meide fettes Fleisch und enthalte sich von Speisen, die viel Blut enthalten und ungekocht sind, weil sie Auszehrung in der Lungengegend verursachen. Aber er meide auch Erbsen, Linsen, rohes Obst, rohes Gemüse, Nüsse und Öl, weil sie Schleim in die Lunge bringen.
Wenn er aber Fleisch essen will, esse er mageres.
Wenn er Käse (essen will), esse er nicht gekochten, nicht rohen, sondern trockenen (Lagerkäse), weil übler Schleim in ihm steckt.

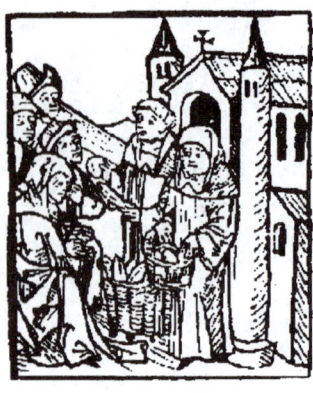

*Und wenn er Öl genießen will, genieße
er es mäßig, damit sich die Lungen davon keinen Schleim zuziehen.
Aber Wasser trinke er nicht, weil es in
der Lungengegend Schleim verursacht.
Aber auch frischen neuen Most (Obst-
und Gemüsesäfte), der noch nicht seine Trübstoffe in der stürmischen Gä-
rung ausgeschieden hat, trinke er
nicht, weil er noch nicht gereinigt ist.
Doch Bier schadet ihm nicht viel, weil
es gekocht ist.*

*Aber Wein trinke er weil er durch seine gute Wärme der Lun-
ge hilft.
Und er hüte sich vor feuchter und nebeliger Luft, weil diese
durch ihre Feuchtigkeit der Lunge schadet.«*

Siehe auch Lavendelwein (Leberschmerzen)

Lungenemphysem

*»Wenn einem Menschen die Lunge aufgebläht ist, so daß er
hustet und nur mühsam atmet, der koche Lungenkraut in
Wein und trinke dies oft nüchtern, und er wird geheilt.«*

Rezept

**3 geh. EL Lungenkraut
1 l Wein**

Das Lungenkraut in Wein ca. 5–10 Minuten kochen, abseihen und heiß in sterilisierte Flaschen füllen.
Von diesem Wein täglich vor den Mahlzeiten 1 Likörglas
voll trinken.

Der Lungenkrautwein muß über Monate hinweg genommen werden, und es ist auch einen Versuch wert, ihn bei der Behandlung des Asthmas mit einzusetzen.

Verschleimung

(der Lunge, des Halses, der Atemwege)

»*Wenn einer viel Schleim auswirft, der lege Akelei in Honig und esse das oft. Das mindert die Verschleimung und reinigt ihn so.*«

Rezept
50 frische Akeleiblätter
500 g Honig

Die Akeleiblätter werden mit dem Wiegemesser ganz fein geschnitten und in den Honig eingerührt.
Dieser Honig hält sich über das Jahr und steht somit immer zur Verfügung.
Er hilft gut bei Mandelentzündung, Verschleimung der Atemwege und Nasen- und Rachenpolypen.
Der Akeleihonig ist ein Mittel, das sich jeder leicht herstellen kann. Am besten setzt man sich in seinem Blumengarten ein paar Akeleipflänzchen, und wer sie einmal in seinem Garten hat, wird sie nicht mehr los. Sie wuchert beinahe wie ein Unkraut, erfreut dabei aber das Auge mit ihren farbenprächtigen Blüten und ist zugleich ein hervorragendes Heilmittel.

Bei Verschleimung:

Siehe auch Brombeerelixier (Husten)

Bei eitriger Lunge:

Alant-Wein (siehe Migräne)

Bei Lungenschmerzen:

Mandelkerne (siehe Leberschmerzen)

Zusätzliche Behandlungen bei allen Lungenerkrankungen:

Aderlaß, Schröpfen, Dinkelernährung

Wichtig!

Erdbeeren und alle anderen Küchengifte meiden, da sonst wenig Aussicht auf eine Besserung oder Heilung besteht.

Magenschwäche

»Wer im Magen schwach wird, der soll Schlehen am Feuer braten, das heißt, er soll sie bruzzeln oder in Wasser kochen, und er soll sie oft essen, und das führt den Unrat und den Schleim von ihm ab. Auch wird es ihm nicht schaden, wenn er die Kerne der Schlehen ißt.«

Rezept

Schlehenfrüchte

Täglich bzw. 3–4 x wöchentlich gebratene oder gekochte Schlehenfrüchte essen.

Schlehensträucher findet man häufig in Flußauen und Grünanlagen vor. Die Früchte sollen vor dem Verzehr den ersten Frost abbekommen; man kann sie also erst ab November ernten.

Es kommt manchmal vor, daß sich im Magen Schleim absondert, der die Verdauung der eingenommenen Mahlzeit be- oder verhindert. Häufig kommt es dann zu Erbrechen, so wird der Schleim aus dem Magen entfernt.

Diesen Patienten sei, neben einer kurmäßigen Anwendung der Schlehen und einer radikalen Verminderung des Fleischkonsums, das Galgantpulver empfohlen.

Von diesem lasse man bei Bedarf 1 MS voll oder 1–2 Galganttabletten auf der Zunge zergehen. Der Galgant ist zwar scharf wie Pfeffer, doch man wird seine wohltuende Wirkung auf den Magen sehr bald verspüren, wie ich aus eigener Erfahrung berichten kann.

Nach einer üppigen Pizzamahlzeit bekam ich plötzlich heftige Magenschmerzen. Die Gastgeberin — eine überzeugte Hildegard-Freundin und mittlerweile Berufskollegin — gab mir, als ich ihr meine Beschwerden schilderte, sofort eine Galganttablette aus ihrer Hausapotheke. Diese ließ ich, anfangs noch recht skeptisch, auf der Zunge zergehen. Nach ca. 5 Minuten waren die Schmerzen vollkommen verschwunden.

Das war meine allererste Begegnung mit der Hildegard-Medizin, und Gott sei Dank nicht die letzte. Dieses Erlebnis weckte in mir das Bedürfnis, mich in diese Medizin tiefer einzuarbeiten und sie in meiner Praxis anzuwenden.

Magenschmerzen
(Gastritis)

Wenn jemand häufig an Magenschmerzen leidet, soll die Ursache unbedingt ausfindig gemacht werden (u.a. Verdacht auf Magenkrebs).
Manchmal können auch Sorgen und Nöte des Alltags den Magen aus der Ordnung werfen.
Wenn aber keine ernsthafte Krankheit vorliegt, kann der Magenschmerz mit Hilfe der Ziegenleber angegangen werden.

»Und der Mensch, der Magenschmerzen hat, brate die Leber des Ziegenbockes und esse diese oft so (gebraten) bis Mitte August, und sie reinigt seinen Magen und heilt ihn wie ein guter Trank.«

Rezept

Ziegenbockleber

Die Leber klein schneiden, gut würzen (Galgant, Bertram, Salz) und in Butterfett braten.
So mancher Leser wird die Nase rümpfen, wenn er von Ziegen hört, doch wenn man die Leber von jungen Ziegenböcken verwendet, sind diese Vorurteile unberechtigt.

Wer die Ziegenleber nicht zur Verfügung hat oder sie aus anderen Gründen nicht essen will, der kann sich stattdessen ein vegetarisches Heilmittel bereiten, nämlich einen Beifußspinat.

»Der Beifuß ist sehr warm und sein Saft ist sehr nützlich, und wenn er gekocht und in Mus gegessen wird, heilt er die

kranken Eingeweide und wärmt den kranken Magen. Aber wenn jemand ißt und trinkt und davon Schmerzen leidet, dann koche er mit Fleisch oder mit Fett oder in Mus oder in einer anderen Würze und Gemisch den Beifuß und esse ihn, und diese Fäulnis, die (der Kranke) sich durch frühere Speisen und Getränke zugezogen hat, nimmt er weg und vertreibt sie.«

Rezept

frisches oder getrocknetes Beifußkraut

In allen Gerichten als Heil- und Würzmittel mitkochen oder als Beifußgemüse essen. Zur Bereitung von Beifußspinat eignen sich nur frische Beifußblätter; zum Würzen darf es auch getrockneter Beifuß sein. Der Beifuß ist eines der besten Mittel gegen einen verdorbenen Magen, das wir in unserem Garten ziehen können. Er sollte in keinem Kräuter- oder Gemüsegarten fehlen, denn seine positive Wirkung auf die Gesundheit kann kaum ersetzt werden. Wer einmal ein Beifußstöcklein gesetzt hat, hat damit eine nie versiegende »Spinatquelle«, denn er vermehrt sich so schnell wie Unkraut, mit dem Unterschied, daß er viel nützlicher ist als Unkraut.

Ein weiteres gutes Hildegard-Hausmittel gegen einen verdorbenen Magen ist die Rainfarnsuppe.

»Aber auch wer im Magen von verschiedenen üblen Speisen Schwere und Drücken hat, der nehme Suppe, die ohne Gemüse und ohne andere Kräuter gekocht ist, und da hinein lege er Rainfarn, und er koche es von neuem, und gekocht esse er es oft, und es erweicht seinen Magen und macht ihn leicht und bereitet eine angenehme Verdauung.«

Rezept

**frische Rainfarnblätter oder Rainfarnpulver ohne Blüten
Hühnersuppe ohne Gemüse und Gewürze**

Aus einem Suppenhuhn, evtl. auch aus Rindfleisch, kochen wir eine klare Suppe, die wir nur mit etwas Salz abschmecken. In diese Suppe geben wir etwa 1 TL kleingeschnittene Rainfarnblätter oder 1 MS Rainfarnpulver ohne Blüten und kochen nochmals auf.
Zu dieser Suppe soll man Dinkelbrot essen.

Nicht nur von innen her — durch Nahrungs- und Heilmittel, die wir zu uns nehmen —, nein, auch von außen können wir auf den schmerzempfindlichen Magen einwirken, und zwar mit der Tannensalbe.
Rezept und Beschreibung der Tannensalbe siehe unter Milzschmerzen.

Besonders zu beachten:

Die Salbe wird bei Magenschmerzen zuerst über dem Herzen eingerieben und anschließend über der Magengrube. 3 x täglich laut Vorschrift einreiben.

Magengeschwüre

»*Wer im Magen Schmerzen hat, der koche die Kerne des Maronibaumes stark in Wasser und in diesem (Koch)Wasser zerstampfe er die gekochten Kerne zu Brei. Dann mische er in einer Schüssel etwas Semmelmehl mit Wasser und gebe zu diesem Mehl Süßholzpulver und etwas weniger Pulver der Wurzel Engelsüß, und dann koche er es nochmals mit den genannten Kernen und bereite ein Mus und esse es dann, und es wird den Magen reinigen und ihn warm und kräftig machen.*«

Rezept

**5 Edelkastanien
oder 2 EL Edelkastanienmehl
2–3 EL Wasser
Dinkelfeinmehl
1 geh. TL Süßholzpulver
1 gestr. TL Engelsüßpulver**

Man kann dieses Rezept als Brei oder als Suppe bereiten. Die geschälten Maroni in Wasser weich kochen und in diesem zerdrücken oder das Maronimehl in Wasser einrühren und kurz aufkochen; bei der Zubereitung zu Brei nehme man ca. 1/8 l Wasser und zur Suppe ca. 1/2 l Wasser. In einer Schüssel Dinkelfeinmehl, Süßholzpulver und Engelsüßpulver miteinander vermischen und mit wenig Wasser zu einem festen Teig verrühren. Diesen Teig in den Maronibrei einrühren und nochmals aufkochen oder bei der Bereitung der Suppe in die kochende Maronibrühe eintropfen lassen.
Guten Appetit!
Der Maronibrei bzw. -suppe ist in der Hildegard-Medizin eines der besten Heilmittel gegen Magengeschwüre und verdauungsschwache Mägen.

Wie ich von Patienten erfahren habe, widersteht ihnen der Geschmack des Maronibreies bzw. der Suppe.

Hier gilt: jeder muß die rechte Dosis für sich selbst finden. Das Mischungsverhältnis der Pulver muß stimmen, aber die Menge des Pulvergemisches kann variieren, das heißt je nach Geschmack vermehrt oder vermindert werden.

Hildegard-Medizin ist auf diesem Gebiet eine einmalige Medizin. Sie besteht nicht auf einer festgesetzten Menge, sondern auf das richtige Mischungsverhältnis. Häufig ist nur dieses ausschlaggebend. Wieviel ich von diesem Gemisch nehme, bleibt mir überlassen.

Zusätzliche Behandlungen bei Magenleiden:

Aderlaß, Schröpfen, Goldkur, Frühjahrswermutkur; Dinkel, Fenchel, Kornelkirsche, Brennesselspinat, Ackerminze, Bachminze, Bertram, Melde, Hirsch-, Reh- und Ziegenfleisch in den täglichen Speiseplan aufnehmen.

Mandelentzündung — Rachenentzündung

»Und wer in seinem Rachen geschwächt wird (krank wird), der koche Andorn in Wasser und gieße das gekochte Wasser durch ein Tuch. Diesem füge er zweimal soviel Wein zu und erhitze es nochmals in einem Topf unter Zugabe von reichlich Schmalz und trinke das oft, und er wird in der Kehle geheilt werden.«

Rezept

1 EL Andornkraut
1/4 l Wasser
1/4 l Wein
Butterschmalz, Butter oder
1–2 EL Sahne

Das Kraut im Wasser ca. 5 Minuten lang kochen, abseihen. 1/8 Liter dieses »Andorntees« abmessen, den Wein und das Schmalz zugeben und noch einmal kurz aufkochen lassen.
Davon trinken wir 2 x täglich ca. 1/4 l.
Auch ich hatte schon mehrmals das »Vergnügen«, diese Andornrahmsuppe zu »genießen«. Sie schmeckt ziemlich bitter, aber die Rahmzugabe weckte in mir das Gefühl, daß sie die rauhe Kehle gut schmiert und den brennenden Schmerz im Rachen vergehen läßt.

Zusätzliche Behandlungen:

Schröpfen, Dinkeldiät, kalte Speisen und besonders Erdbeeren meiden, Akeleihonig (siehe Verschleimung der Lunge)

Migräne

»Und wer durch eine Leber oder Milzschwäche oder wegen übler Bauch- und Magensäfte oder durch Migräne Kopf schmerzen hat, der nehme die ersten Sprossen, das heißt die Knospen des Apfelbaumes und lege sie in Baumöl, und erwärme sie in einem Gefäß an der Sonne, und abends, wenn er schlafen geht, salbe er den Kopf mit diesem Öl und tue dies öfters, und er wird sich besser im Kopfe befinden.«

Rezept

100 g frische Frühlingsapfelknospen
500 ml Olivenöl

Apfelknospen und Olivenöl zusammen in ein verschließbares Glas geben und ca. 1 Woche lang in die Sonne stellen.

Um eine stärkere Erwärmung zu erzielen, kann man eine Seite des Glases dunkel färben, da dunkle Farben die Sonnenstrahlen besser absorbieren und somit einen größeren Temperaturanstieg bewirken.

Täglich vor dem Schlafengehen den Kopf mit dem Apfelknospenöl einreiben. Dies sollte längere Zeit, selbst in beschwerdefreien Zeiten, durchgeführt werden.

Diese äußerliche Anwendung können wir von innen her tatkräftig mit dem Alantwein unterstützen.

»Und das ganze Jahr über soll der Alant sowohl dürr als auch grün in reinen Wein gelegt werden. Aber nachdem er sich im Wein zusammengezogen hat, schwinden ihm die Kräfte, und dann soll er weggeworfen und neuer eingelegt werden. Und wer in der Lunge Schmerzen hat, der trinke ihn täglich mäßig vor und nach dem Essen, und das Gift — das

*ist der Eiter — nimmt er aus der Lunge weg, und er unter-
drückt die Migräne und reinigt die Augen.
Aber wenn jemand häufig diesen Alant- Wein trinken würde, dem würde er wegen seiner Stärke schaden.
Wenn du aber keinen Wein hast (schlechte Versorgungsla-
ge!), dann mach mit Honig und Wasser eine reine Honig-
würze (Honigwasser) und lege den Alant ein und trinke, wie
oben gesagt wurde.«*

Rezept

**50 g Alantkraut mit -wurzeln
1 l Wein**

Den frischen oder getrockneten Alant in den Wein legen
und von diesem Wein bei Bedarf jeweils vor und nach
dem Essen 1 EL voll nehmen, aber nur so lange, bis eine
Besserung oder Heilung eintritt, da er sonst schadet.

Zusätzliche Behandlungen:

Birnhonig, Aderlaß, Schröpfen, Dinkelkost, absolut
»küchengiftfrei« ernähren
Die wichtigste Behandlung bei Migräne ist allerdings
die Bärwurz-Birnhonigkur, wie unter den Universal-
Heilmitteln beschrieben. Ohne Birnhonig-Kur kann eine erfolgversprechende Migräne-Therapie nicht durchgeführt werden.
Außerdem hat es sich bestens bewährt, diese mit Ausleitungsverfahren (Aderlaß, Schröpfen) zu kombinieren,
da dadurch die Entgiftung, und somit die Heilung, wesentlich beschleunigt wird.

Milzschmerzen

Die Milz ist ein lymphatisches Organ. Sie liegt seitlich hinter dem linken Rippenbogen, etwa in Höhe der neunten bis elften Rippe.

Sie hat die Aufgabe, die roten Blutkörperchen auf ihren Abbau vorzubereiten, Verunreinigungen des Blutes (z.B. Bakterien, Zelltrümmer ...) auszufiltern, Freßzellen und Schutzstoffe zu bilden, die für die Abwehrkräfte des Menschen von größter Bedeutung sind, und sie ist außerdem ein Blutspeicher, der je nach Bedarf Blut in den Kreislauf abgibt oder einlagert.

Was weiß Hildegard in ihrer Heilkunde über die Milz zu berichten?

»Wenn ein Mensch rohe Äpfel oder Birnen oder rohes Gemüse oder sonstige ungekochte Speisen genossen hat, die weder auf dem Feuer noch mit irgendeinem Gewürz zurechtgemacht waren, so können diese in seinem Magen nicht leichtfertig gekocht werden, weil sie vorher nicht zurechtgemacht waren. So steigen die schlechten Säfte aus den Speisen, die eigentlich auf dem Feuer oder mit irgendeiner Würze, wie Salz oder Essig, hätten zubereitet und geschreckt werden müssen und doch nicht zubereitet und geschreckt sind, zur Milz auf und verwandeln diese in eine schmerzhafte Geschwulst. Weil die Milz feucht ist und durch die Säfte feucht gehalten werden muß, nimmt sie sowohl schlechte wie gute Säfte auf.

Haben sich also die genannten schlechten Säfte erhoben, dann steigen sie zur Milz auf, beschädigen sie und machen sie schmerzhaft. Diese wird dadurch aufgebläht, schwillt an und wird wund, macht durch ihre Schwellung und den Schmerz auch das Herz schmerzhaft und läßt um dasselbe Schleim auftreten.«

Die Milz ist eine Filterstation vor dem Herzen. Sie schützt laut Hildegard das Herz vor toxischen Einflüssen. Das ist eine sehr wichtige Aufgabe, die stets sorgfältig erledigt werden muß, um das Herz nicht in Gefahr zu bringen.

Wie aus dem Hildegardtext weiter hervorgeht, ist es sehr wichtig, die tägliche Nahrung in irgendeiner Form zuzubereiten, denn nur so ist es möglich, die Milz gesund zu halten. Aus diesem Grund möchte ich vor dem übertriebenen Genuß von Rohkost warnen (siehe auch »kalter Magen«).

Sollte sich die Milz aber doch einmal mit einem Schmerz melden, so können wir diesen mit der Tannensalbe lindern.

»Wenn aber jemand im Magen oder in der Milz Schmerzen leidet, dann salbe mit dieser Salbe wegen der Herzschwäche zuerst sein Herz, dann über dem Magen, wenn der Magen schmerzt, oder über der Milz, wenn er dort leidet, und (die Salbe) wird durch ihre Kraft die ganze Haut durchdringen, so daß er rasch geheilt werden wird.«

Rezept

Tannensalbe

Zusammensetzung und Zubereitung der Tannensalbe siehe Kopfschmerzen.
2–3 x täglich bei Milzschmerz einreiben
1. die Herzgegend,
2. die Milzgegend einreiben.

Nicht vergessen: erst die Herzgegend, danach die Milzgegend einreiben!

Im Lehrbuch »Causae et Curae« finden wir folgendes Milzheilmittel:

»Wenn ein Mensch rohe Nahrung zu sich nimmt, die durch keinerlei Gewürz abgestimmt wurde, so erheben sich die schlechten Säfte aus diesen Speisen manchmal bis zur Milz herauf und lassen sie schmerzhaft werden. Deshalb soll dieser Mensch Kerbel nehmen und etwas weniger Dill, mit Weizenbrot und Essig daraus Kuchen wie einen Gewürzkuchen bereiten und wiederholt davon essen ... Einige Zeit nachher soll er Leinsamen nehmen, in einem Tiegel kochen, aus dem Tiegel herausnehmen, abseihen und in ein kleines Säckchen füllen. So heiß, wie er es ertragen kann, soll er das Leinsamensäckchen auf die Milzgegend auflegen.«

Rezept

20 g Kerbel
15 g Dill
100 g Weizenbrot
Weinessig

Kerbel und Dill fein schneiden und miteinander vermischen. Das Brot in kleine Würfel schneiden, die Kräuter untermengen und mit soviel Weinessig als nötig einen Teig kneten und daraus eine Art Knödel formen.
Von diesen 2–3 x täglich etwas essen.
Ca. 2 Stunden, nachdem man von dem »Knödel« gegessen hat, soll man die Leinsamenauflage anwenden.

Rezept

150 g Leinsamen
500 ml Wasser
Leinensäckchen

Den Leinsamen in Wasser kochen, abseihen und in ein kleines Leinensäckchen füllen.
So warm wie möglich auf die schmerzende Milzgegend auflegen (ca.1/2 Std. lang).

Wichtig!

Beide Rezepte (»Knödel« und Leinsamenauflage) müssen zusammen angewendet werden!

Wir haben in der Hildegard-Heilkunde allerdings noch ein einfacheres, aber trotzdem sehr gut wirksames Milzheilmittel:

»Wer in der Milz Schmerzen hat, der röste die Kerne (Edel kastanie) etwas am Feuer und esse sie oft, dann noch etwas warm; auch die Milz erwärmt sich davon und strebt nach völliger Gesundheit.«

Rezept

Edelkastanien

Täglich ca. 10 Maroni am Feuer rösten, abkühlen lassen und handwarm verzehren.
Dieses Mittel ist nicht nur sehr einfach zuzubereiten, es schmeckt auch noch hervorragend, und — was die wenigsten wissen — es heilt die Milz. Allerdings müssen die Maroni dazu am Feuer gebraten sein (wenn Sie keinen Holzofen besitzen, dann können Sie die Maroni auch im Backrohr auf dem Backblech rösten).

Anders zubereitet (gekocht; in Honig) wirken sie auf andere Organe (siehe Kopfschmerz, Leber, Magen). Diese Milzheilmittel werden wir auch in die Behandlung der Leukämie miteinbeziehen.

Mund- und Körpergeruch

»Und wie immer er auch gegessen wird, macht er den Menschen fröhlich und verschafft ihm angenehme Wärme, guten Schweiß und gute Verdauung ... Denn wer Fenchel oder seinen Samen täglich nüchtern ißt, vermindert den üblen Schleim oder die Fäulnisse in ihm, und er unterdrückt den üblen Geruch seines Atems ...«

Rezept

**Fenchelfrüchte
oder Fencheltabletten
oder Gemüsefenchelknollen**

Jeden Tag sollte man morgens nüchtern 1–2 TL Fenchelfrüchte kauen oder 3–5 Fencheltabletten lutschen. Auch Fenchel zählt in der Hildegard-Heilkunde beinahe zu den Universalmitteln, denn:
»Wie immer er auch gegessen wird, macht er den Menschen ...«
Man kann die Fenchelfrüchte roh und als Tee verwenden und den Gemüsefenchel in jeder beliebigen Zubereitungsart: als Rohkostsalat, als Suppe, als Gemüse und überbacken als Auflauf. Immer ist er für den Menschen gut, doch nur nüchtern gegessen unterdrückt er den Mundgeruch.

Hildegard kennt drei Nahrungs- bzw. Heilmittel, die für

den Menschen uneingeschränkt gut sind: Dinkel, Fenchel, Edelkastanien.

Jedes dieser drei Gewächse ist für den Menschen uneingeschränkt gut. Keine anderen Nahrungsmittel werden mit diesem Prädikat belegt.

Nasenbluten

»Wenn jemandem Blut aus der Nase fließt, dann erwärme Wein und lege in diesen gewärmten Wein den Karneolstein. Und so gib es jenem zu trinken, und das Blut wird aufhören zu fließen.«

Rezept

Karneol-Stein
50–100 ml Wein

Den Wein erwärmen und den Karneol einlegen.

Den Wein warm trinken, dabei verbleibt der Karneol im Weinglas.

Ein probates Mittel, um den Blutfluß aus der Nase zu stillen. Häufig werden heute noch die geplatzten Äderchen in der Nase verätzt, um das Nasenbluten zum Stillstand zu bringen. Der Karneolwein wirkt schonender und hat einen gewissen Langzeiteffekt, ist aber dennoch bei Bedarf beliebig oft wiederholbar.

Nervenschwäche

»Und wenn jemand die Muskatnuß ißt, öffnet sie sein Herz und reinigt seine Sinne und verschafft ihm durch die gute Wärme und ihre milde Kraft einen guten Verstand.«

Rezept

Muskatnußpulver

Wo immer möglich, mit Muskatnußpulver die Speisen würzen.
Und weiter geht es im Text:

»Der Mensch pulverisiere auch die Muskatnuß und im gleichen Gewicht Zimt und etwas Nelken. Und mit diesem Pulver und Semmelmehl und etwas Wasser bereite er Törtchen, und diese esse er oft, und es dämpft alle Bitterkeit des Herzens und seines Geistes und öffnet seine stumpfen Sinne, und es macht seinen Geist fröhlich und mindert alle schädlichen Säfte in ihm.«

Rezept

45 g Muskatnußpulver
45 g Zimtpulver
10 g Gewürznelkenpulver
1 kg Dinkelfeinmehl
300 g Rohrzucker
500 g Butter
4 Eier

Die Gewürzpulver mischen, unter das Mehl mengen und mit den übrigen Zutaten einen Knetteig herstellen, diesen evtl. über Nacht kaltstellen.
Den Teig ausrollen und Kekse ausstechen oder eine Rolle formen und dünne Scheiben abschneiden.

Bei 180 °C ca 5–8 Minuten backen.

Von diesen Keksen soll man je nach Größe 4–8 Stück über den Tag verteilt essen.

Diese Kekse schmecken hervorragend und sollten eigentlich immer vorrätig gehalten werden.

Auch ein Mittel für Menschen, die sich in eine scheinbar ausweglose Situation verrannt haben. In solchen Grenzsituationen stumpfen die Sinne ab, man wird verbittert und weiß nicht mehr ein noch aus. Hier helfen — neben einer sachlichen Bestandsaufnahme der Gegebenheiten, dem Mut zum Risiko im positiven Sinne und dem Gebet — auch die Nervenkekse mit, aus der Klemme zu kommen, da sie die Sinne schärfen, den Menschen fröhlich machen, die Verbitterung aus dem Herzen nehmen und zum körperlichen Wohl noch alle schädlichen Säfte mindern.

Der Mensch wird weitsichtiger, erweitert seinen Horizont und kann so gestärkt eine Lösung für sein Problem finden.

Zusätzliche Behandlungen:

Aderlaß, Petersilienhonigwein (siehe Herzbeschwerden), Chalcedon (siehe Jähzorn), Topas-Gebet (siehe Ängstlichkeit)

Ohrenschmerzen

»*Wenn der Rebstock beschnitten wird, soll man die Tropfen, die von morgens bis mittags aus dem Rebstock ausfließen, in einem Gefäß sammeln. Diesem Rebstockwasser soll man Olivenöl beigeben. Wenn jemand Ohren- oder Kopfschmerzen hat, soll er sich damit einreiben, und es wird ihm besser gehen.*«

Rezept

10 ml Rebstockwasser
10 ml Olivenöl

Ein hervorragendes Rezept gegen Ohrenschmerzen bei Mittelohrentzündung und beim Ohrschmerz zahnender Kinder. Es dürfte wohl kein harmloseres Mittel gegen diese schmerzhaften Erscheinungen geben als die öligen Rebtropfen.

Auch sind sie sehr leicht selbst herzustellen, so man einen Rebstock sein eigen nennt. Man schneide bei zunehmendem Mond, da während dieser Mondphase die Pflanzen im allgemeinen mehr Feuchtigkeit in sich haben, ein Zweiglein des Rebstockes an und fange das von morgens bis mittags aus dieser Wunde ausfließende Rebwasser auf. Am besten behilft man sich dabei, wenn man ein Fläschchen an den abgeschnittenen Zweig bindet und den Anschnitt in das Gefäß ragen läßt.

Dieses Rebwasser mischt man zu gleichen Teilen mit Olivenöl.

Das Olivenöl wird sich über dem Rebwasser absetzen, daher ist es zweckmäßig, die Mischung vor Gebrauch gut umzuschütteln und anschließend die Tropfen um die Ohren einreiben; nicht in die Ohren träufeln.

Um der Entstehung einer Mittelohrentzündung vorzubeugen, ist es ratsam, alle Küchengifte, besonders aber die Erdbeeren, aus dem Speisezettel zu streichen.

Zu beachten:

Alle Nahrungsgifte, besonders Erdbeeren, meiden!

Sprachstörungen

(Stottern)

»Und wer eine beständige Art zu reden haben möchte und weise vortragen will, was er sagt, der halte den Chalcedon in seiner Hand, und erwärme ihn mit seinem Hauch, damit er davon feucht werde. Und dann lecke er ihn mit seiner Zunge, und er wird beständiger mit den Menschen reden können.«

Rezept

Chalcedon-Stein

Den Chalcedon anhauchen und den beschlagenen Stein ablecken.
Ein Heilmittel, das bei stotternden Kindern aber auch Erwachsenen auf alle Fälle einen Versuch wert sein muß.
Dem Stottern geht in fast allen Fällen ein seelisches Trauma voraus. Möglicherweise greift der Chalcedon in diese Prozesse mit ein und normalisiert so den Redefluß.
Er sei auch all jenen empfohlen, die vor Publikum sprechen müssen.

Schlafstörungen

»Und wenn Blitze und Donner im Schlaf erscheinen, ist es gut, daß der Mensch den Jaspis bei sich hat, weil Fantasien und Trugbilder ihn dann meiden.«

Rezept

Jaspis-Stein

Den Jaspis während der Nacht hautnah tragen (evtl. mit einem Pflaster oder einer elastischen Binde in Herznähe fixieren oder einen Jaspis-Anhänger an einer Halskette tragen).

Menschen, die trotz genügend Schlaf morgens wie gerädert aufwachen, wurden in der Nacht häufig von Alpträumen geplagt. Hier hilft der Jaspis, hautnah am Körper getragen, auch wenn der Trauminhalt nicht ins Wachbewußtsein mitgenommen wurde.

Auch Blitz- und Donnerträume werden vom Schlafenden ferngehalten. Kinder und Babies, die unruhig schlafen, sollen immer einen Jaspis im Bettchen liegen haben oder ein Betonika-Kräuterkissen.

»Und wer von falschen Träumen geplagt wird, der habe Betonikakraut bei sich, wenn er abends schlafen geht und wenn er schläft, und er wird weniger falsche Träume sehen und spüren.«

Rezept

100 g frisches oder getrocknetes Betonikakraut

Frisches Betonikakraut hautnah bei sich tragen, oder aus dem getrockneten Kraut mit einem weitmaschigen Stoff ein Kissen nähen und bei sich im Bett halten, so daß der Betonikastaub aus dem Kissen »ausstauben« kann. Eilige können sich mit einem alten Feinstrumpf behelfen. Dieser wird mit getrocknetem Betonikakraut gefüllt und zugebunden. So einfach läßt sich ein Schlafmittel herstellen.

Wer dann noch nicht schlafen kann, dem soll noch dieses empfohlen sein:

»Aber auch die Schaffelle sind zur Kleidung des Menschen gut, weil sie dem Menschen weder Hochmut noch Begierde noch Krankheit bringen, wie das bez anderen Tierfellen geschieht. Darum gab auch Gott dem Adam eine Kleidung aus Schaffellen.«

Rezept

**Schaffell,
naturgegerbt**

Das Schaffell als Betteinlage verwenden und direkt darauf schlafen (ohne Leintuchauflage).
Das Schaffell ist ein ganz besonderes Schlafmittel. Wer an schlechter Durchblutung und an chronisch kalten Füßen leidet, der soll erst einmal diese Leiden behandeln lassen, kann aber, der optimalen Wirkung wegen, gleich ein Schaffell ins Bett legen. Man wird erstaunt sein, wie schnell sich der Körper erwärmt und wie hervorragend es sich auf einem Schaffell schlafen läßt.

Nicht nur Erwachsene, auch Kleinkinder wissen diese hervorragende Betteinlage zu schätzen. Bei Neugeborenen und Kleinkindern wird man an der Stelle, wo das Köpfchen liegt, ein weiches Tuch ausbreiten, damit sie die Wolle nicht in den Mund nehmen. Neugeborene benötigen ja die ersten Wochen besonders viel Wärme (zu diesem Thema siehe Gelbsucht). Auch Frühgeburten entwickeln sich rascher, wenn sie auf ein Schaffell gebettet werden.

Auch für Einschlafschwierigkeiten gibt es hilfreiche Mittel ohne die Nebenwirkungen (z.B. Gewöhnungsgefahr) der Chemotherapeutika.

»Der Mohn ist kalt und mäßig feucht, und seine Körner führen, wenn man sie ißt, den Schlaf herbei und verhindern den Juckreiz ... aber roh sind sie besser und nützlicher zu essen als gekocht.«

Rezept

3–4 TL Speisemohnkörner

Den Mohn abends über Mehlspeisen oder Kompott gestreut essen.

Beim Mohn wird man in erster Linie an Menschen denken, die wegen juckender Hautausschläge keinen Schlaf finden können. Aber auch bei jeder anderen Form der Schlaflosigkeit können Mohnkörner den Schlaf herbeiführen.

Sollten Sie nicht einschlafen können, weil Sie etwas im Herzen bedrückt, sei eine Tasse Petersilienhonigwein (Herzwein) wärmstens empfohlen.

Der Herzwein schmeckt nicht nur gut, er tut auch gut. Auch nach einem anstrengenden und aufregenden Tag hilft er, sich zu entspannen, die Nerven zu beruhigen und somit einen ruhigen Schlaf zu finden.

Schlaganfall

»Und wer gichtkrank ist oder den Schlaganfall hat, das heißt, jene Krankheit, welche die Hälfte des Körpers erfaßt, so daß er sich nicht bewegen kann, der lege den Diamanten für einen ganzen Tag in Wein oder in Wasser, und er trinke (die Flüssigkeit) darüber Und die Gicht wird von ihm weichen, auch wenn sie so stark ist, daß seine Glieder zu zerbrechen drohen, und auch der Schlaganfall wird vermindert werden.«

Rezept

Roh-Diamant

Den Diamanten morgens in ein großes Glas geben und mit Wein oder Wasser auffüllen.
Dieses »Diamantgetränk« ist nach 24 Stunden fertig und kann über den Tag verteilt getrunken werden (dies kann man auch im Krankenhaus machen).
Dabei bleibt der Diamant im Glas, denn es soll das »Darüberstehende« getrunken werden.

Zusätzliche Anwendung:

Aderlaß (unbedingt auch als Vorbeugung gegen einen Schlaganfall)

Schluckauf

»Wer an Schluckauf leidet, nehme ein gutes Teil Zucker löse ihn in Wasser auf und trinke dieses Wasser warm. (...) Auch kann man trockenen Zucker essen und öfters nüchtern Gewürznelken kauen, und nach dem Frühstück etwas Zitwer essen. Das soll man einen Monat hindurch tun.«

Rezept

2 TL Roh-Rohrzucker

Der Zucker wird in einer Tasse warmen Wasser aufgelöst und warm getrunken.

Wir verwenden für dieses Heilmittel einen nicht raffinierten Rohrzucker, keinesfalls einen weißen Rübenzucker.

In den allermeisten Fällen wird es genügen, das warme Zuckerwasser zu trinken.

Sollte sich jedoch der Schluckauf als hartnäckig erweisen, so wird man zum zweiten Rezept greifen.

Rezept

1.
1 TL Roh-Rohrzucker
1–2 Gewürznelken
2.
1 MS Zitwerpulver

Morgens nüchtern kauen.

Nach dem Frühstück auf der Zunge zergehen lassen. Wie harmlos der Schluckauf auch scheinen mag, so kann doch ein auffällig häufiger und heftiger Schluckauf die

Anlage zu Krebs andeuten und sollte in jedem Fall Beachtung finden.

Schnupfen

»Der Weihrauch ist mehr warm als kalt, und sein Duft steigt ohne Feuer empor weil er die Augen erhellt und das Gehirn reinigt.«

Rezept

2–3 Körner weißer Weihrauch

Den Weihrauch auf einem heißen Ziegelstein, einer heißen Herdplatte oder mit Räucherkohlen verräuchern und den Rauch vorsichtig durch die Nase einziehen.
Wenn man den Schnupfen im Anfangsstadium erwischt, hilft der Weihrauch sehr gut, und die Nase ist schnell wieder frei. Das konnte ich an mir selbst feststellen.

Ist der Schnupfen aber zäh und die Nase verstopft sich zusehends, dann hilft der Jaspis.

»Und wer den Schnupfen hat, der halte den Jaspis an den Mund und hauche ihn mit seinem warmen Atem an, damit der warm und feucht werde. So (angewärmt und beschlagen) stecke er ihn in die Nasenlöcher und halte mit der Hand die Nase zu, damit die Wärme jenes (Steines) in den Kopf eindringt. Und die Säfte des Kopfes werden umso schneller und milder gelöst, und (der Kranke) wird sich besser befinden.«

Rezept

Jaspis-Olive

Die Jaspis-Olive anhauchen und den so beschlagenen Stein in ein Nasenloch einführen, dabei die Nase zuhalten. Nach 5 Minuten den Stein entfernen, putzen, abkühlen lassen und nun in gleicher Weise das andere Nasenloch behandeln.
3 x täglich anwenden, bei Bedarf auch öfter.

Diese Jaspisbehandlung hat sich bei Stockschnupfen und Nebenhöhlenentzündung bestens bewährt, neben den Weihrauchanwendungen, dem Rainfarn als Suppenwürze und den Riechkräutlein.

»Wenn in der Nase eines Menschen wegen überreichlichem Ausfluß Schmerzen auftreten, dann nehme er Fenchel und viermal mehr Dill und lege dies auf einen steinernen Dachziegel oder einen dünnen Ziegelstein, der im Feuer erhitzt ist, und er wende diese Kräutlein ständig hin und her so daß davon ein Rauch aufsteigt. Und diesen Rauch und seinen Duft ziehe er durch Nase und Mund in sich ein, und dann esse er die so erwärmten Kräuter mit Brot. Dies tue er während vier oder fünf Tagen, damit sich die ausfließenden Säfte umso milder von ihm trennen.«

Rezept

10 g Fenchelkraut
40 g Dillspitzen

Die Kräuter miteinander vermischen und pro Anwendung 2 TL voll auf einem heißen Ziegelstein oder Ziegelscherben unter ständigem Wenden verräuchern.
Als Ziegelscherben kann auch ein irdener Blumentopf

verwendet werden, der auf einer Elektroplatte aufgeheizt wird.

Die Kräuter nicht so lange rösten, bis sie schwarz sind, sondern schon vorher damit aufhören, und sie heiß aber noch grün auf Brot verzehren. Als Kur 2–3 x täglich, 4–5 Tage lang anwenden.

Bei Schnupfen und allen anderen Krankheiten, bei denen Körpersekret abgegeben wird, z.B. auch bei offenen Geschwüren, soll man Rainfarn in irgendeiner Weise zu sich nehmen.

»Der Rainfarn ist warm und etwas feucht, und er ist gut gegen alle überfließenden und ausfließenden Säfte. Denn wer den Schnupfen hat und dadurch hustet, der esse Rainfarn, entweder in Suppen oder in Kuchen oder mit Fleisch oder auf irgendeine andere Weise. Er unterdrückt die Säfte, daß sie in ihm nicht überhand nehmen, und so werden sie weniger«

Rezept

**Rainfarnblätter
oder Rainfarnpulver ohne Blüten**

1 MS Rainfarnpulver ohne
Blüten in einer
Mahlzeit als Gewürz mitkochen.

Hinweis:

Wir möchten bei Rainfarn darauf hinweisen, daß das BGA Rainfarn zur Anwendung in der Therapie nicht empfohlen hat. Vor Anwendung dieser sowie jeder anderen Rezeptur *muß* daher ein Arzt oder Heilpraktiker konsultiert werden, um mögliche Risiken und Nebenwirkungen abzuwägen, die Dosis individuell zu bestimmen, vor allem, um einen durch unkontrollierte Behandlung möglichen gesundheitlichen Schaden zu vermeiden.

Schwerhörigkeit

»Wird die Hörkraft eines Menschen durch irgendwelches Phlegma oder eine andere Art von Krankheit geschädigt, so soll er weißen Weihrauch nehmen und mit glühenden Kohlen verräuchern. Diesen Rauch soll er in das verstopfte Ohr aufsteigen lassen. Doch dies soll er nicht zu oft machen, damit er sich danach nicht schlechter befindet, wenn er das unmäßig oft gemacht hat.«

Rezept
4–5 Körner weißer Weihrauch
Räucherkohle

Den Weihrauch auf glühende Räucherkohle geben und den Rauch am schwerhörigen Ohr vorbeiziehen lassen.

Zusätzliche Behandlungen:

Aderlaß, Schröpfen,
Gindelnebenpackung

Sehnenscheidenentzündung

»Und wenn im Herz oder in den Lenden oder in irgendeinem anderen Glied des Menschen Stürme der Säfte, d. h. Gicht, auftreten, dann drücke den Jaspis auf jene Stelle und drücke ihn dort an, bis er warm wird, und die Gicht wird weichen, weil die gute Wärme und die gute Kraft jene unrichtig warmen und kalten Säfte heilt und beruhigt.«

Rezept

Jaspis-Stein

Den Stein auf die schmerzende Stelle aufdrücken, bis er warm wird ...

Die gute Wirkung des Jaspis gegen Sehnenscheidenentzündung erfuhr ich zum ersten Mal von einer Freundin, die bei der Post arbeitet. Sie hatte gerade zur Weihnachtszeit Stempeldienst und bereits am selben Abend spürte sie in ihren Unterarmen eine beginnende Sehnenscheidenentzündung. Kurz entschlossen klebte sie sich mit Heftpflaster eine Jaspisscheibe auf die schmerzende Stelle am Unterarm. Schon am nächsten Morgen waren die Schmerzen verschwunden.

Auch eine massive Sehnenscheidenentzündung konnte mit dem Jaspis innerhalb von vier Tagen vollkommen zum Abklingen gebracht werden. Dabei wurden jeweils zwei Jaspisscheiben innen und außen am Unterarm über den schmerzenden Stellen mit Heftpflaster befestigt und erst entfernt, als die Beschwerden verschwunden waren (nach vier Tagen!).

Unkontrollierter Urinabgang
(Inkontinenz, Bettnässen)

»*Wenn jemand wegen der Kälte seines Magens den Urin nicht zurückhalten kann, so soll er oftmals auf dem Feuer erwärmten Wein trinken, alle seine Speisen mit (Wein)Essig würzen und so oft, wie er es nur kann, (Wein)Essig trinken. Auf diese Weise wird er im Magen und in der Blase warm werden ... Auch soll er Salbei in Wasser kochen, das Wasser durch ein Tuch gießen und so warm oftmals trinken.*«

Rezept

Wein
Weinessig
Salbeitee

Kinder:
feuergewärmten Wein 1–2 x täglich 1 TL trinken; alle Speisen mit etwas Weinessig würzen;
3–5 x täglich 3–4 Tropfen Weinessig auf die Zunge träufeln;
täglich 1–2 Tassen Salbeitee trinken.

Erwachsene:
3–5 x täglich 1 Likörglas feuergewärmten Wein; alle Speisen mit Weinessig würzen;
sooft man es vermag, Weinessig tropfenweise einnehmen;
täglich 1–2 Tassen Salbeitee trinken
Beim Salbeitee ist darauf zu achten, daß er ca. 5 Minuten gekocht und nicht nur überbrüht wird.

Die Ursache der Inkontinenz beschreibt Hildegard folgendermaßen:

»Ein Mensch, der den Urin nicht halten kann, dem sind Magen und Blase kalt, daher läuft dieser wie lauwarmes Wasser ab ... So ist es auch bei kleinen Kindern, die den Urin nicht zurückhalten können (obwohl sie schon ›sauber‹ sind), weil weder Magen noch Blase Wärme in sich haben, sondern kalt sind.«

Ein kleiner Patient (3 1/2 Jahre) hatte mit diesem Problem zu kämpfen.
Von Urologe zu Urologe und von Klinik zu Klinik sind seine Eltern mit ihm gezogen. Ohne Erfolg. Um der Ohnmacht zu trotzen, war schon ein OP-Termin vereinbart, bei der am Blasenschließmuskel manipuliert werden sollte.
Kurz entschlossen packte die Oma ihr Enkelchen ins Auto und kam zur Behandlung. Der kleine Patient wurde auf Dinkelkost gesetzt und die empfohlene Behandlung wurde eingesetzt. Das Trinken des Weinessigs wurde so durchgeführt, daß täglich — soft der kleine Patient es vermochte — Essig aus einem Tropffläschchen auf die Zunge geträufelt wurde. Nach drei Wochen kam der Anruf der überglücklichen Großmutter. Das Enkelchen war trocken — ohne Operation, ohne weitere Untersuchungen.
Ist Hildegard nicht fabelhaft!?

Unterstützende Behandlung:

Dinkelkost,
absolutes Meiden der Küchengifte,
morgens und abends eine warme Dinkelmahlzeit,
alle kalten Speisen und Getränke strikt meiden, da sonst keine Aussicht auf eine Besserung besteht.
Ein Unterkühlen der Füße vermeiden.

Verbrennungen/Verbrühungen

»Wenn sich jemand an irgendeiner Stelle an seinem Körper durch Hitzeeinwirkung verbrannt hat, dann koche er Leinsamen sehr stark in Wasser, seihe die Körner ab und tauche ein leinenes Tuch in das Wasser Dieses benetzte Tuch lege er noch warm auf die Verbrennung, und es zieht die Verbrennung(s-säfte) heraus.«

Rezept

ganze Leinsamenkörner

Den Leinsamen (ca. 2 EL auf 1/2 l) in Wasser 3 Minuten lang kochen und abseihen. Ein frisch gebügeltes (keimfrei) echtes Leinenstück (wichtig!) mit dem warmen Leinsamenwasser tränken und auf die verbrannte Stelle auflegen. Anfangs den Leinenumschlag häufig erneuern, um ein Ankleben auf der Wunde zu vermeiden.

Dieses wunderbare Mittel konnte ich unfreiwillig im Eigenversuch mit bestem Erfolg testen. Auch meine Patienten bestätigten mir immer eine gute Wirkung, nicht nur bei Verbrennungen, sondern auch bei gerötetem, brennendem Ausschlag der Haut, verursacht durch Überempfindlichkeit auf bestimmte Stoffe (Allergie). Der Schmerz läßt sehr rasch nach, und es bleiben nach der Abheilung keine — oder nur ganz unscheinbare Narben zurück.

Wie wir heute wissen, hängt die Gefährlichkeit einer Verbrennung nicht nur von der Größe der verbrannten oder verbrühten Hautpartie und vom Grad der Verbrennung ab, sondern von den aus dieser Verbrennung entstandenen Toxinen, von Eiweißzerfallsprodukten, die den Körper überfluten, vergiften und zum Kollaps des Stoffwechselgeschehens führen.

Möglicherweise neutralisiert oder entfernt das Leinsamenwasser diese Toxine.

Aber auch eine andere Art von Verbrennung kann mit dem Leinsamenwasser behandelt werden, nämlich die durch nukleare Einflüsse (Strahlung) hervorgerufen werden.

Diese Art der Anwendung habe ich, Gott sei Dank, in meiner Praxis noch nicht verordnen müssen, aber bei der Dichte der Kernkraftwerke in Deutschland und Europa kann schon der kleinste GAU zu gefährlichen, gesundheitlichen Schäden in der Bevölkerung führen. Zur Selbsthilfe und als Erste Hilfe sei hier die Leinwasserbehandlung genannt.

Rezept

Dazu duschen wir ca. 10 Minuten, waschen uns anschließend mit der Leinwasserabkochung von Kopf bis Fuß ab, tränken ein Leintuch mit der Abkochung und lassen uns damit einwickeln. Diese Behandlung führen wir mindestens 2–3 x täglich durch.

Selbst bei Sonnenbrand hilft diese Art der Behandlung, und man kann sich mit dieser Anwendung so manche schlaflose Nacht ersparen.

Verschleimung
(im allgemeinen)

»Aber wenn jemand Überfluß an Schleim hat oder wenn jemand stinkenden Atem hat, dann koche er Salbei in Wein. Darauf seihe er es durch ein Tuch, und so trinke er oft, und die schlechten Säfte und der Schleim in ihm werden vermindert.«

Rezept

**10 frische Salbeiblätter oder
10 g getrockneter Salbei
500 ml Wein**

Den Salbei ca. 5 Minuten in Wein köcheln lassen, heiß in sterilisierte Flaschen abfüllen, und oft, d. h. 3–4 x täglich 1–2 Likörgläser voll trinken.

Dieses Mittel wende ich besonders dann an, wenn sich auf dem abgesetzten Aderlaßblut ein schleimiger Überzug gebildet hat. Der Salbei spielt hier eine wichtige Rolle, um diesen »inneren Schleim« zu mindern.

Auch bei Atemgeruch, der häufig von einer Verschleimung des Körpers herrührt, wird der Salbeiwein eingesetzt.

Zur Dosierung möchte ich noch folgendes anmerken: Da der Wein mit dem Salbei gut gekocht wird, enthält der fertige Absud nur noch wenig Alkohol (1–2 %).

Die Dosis (Menge und Häufigkeit der Einnahme) wird man selbstverständlich individuell bestimmen.

Warzen

»*Wer aber irgend etwas Unsauberes, Ekelhaftes gegessen oder getrunken hat oder damit in Berührung gekommen ist, wovon er am Körper geschwürig wird, der soll altes Fett nehmen und diesem eine ausreichende Menge Schöllkrautsaft zugeben und mit diesem zerstoßen. Und so (vermengt) soll er es gleich in einer Pfanne zerschmelzen. Dann salbe er sich damit, und er wird geheilt.*«

Rezept

10 g Schöllkrautsaft
50 g altes Schweinefett

Den Pflanzensaft und das Fett in einem Mörser zusammen zerstoßen und dann in einer Pfanne miteinander verschmelzen und wieder kalt rühren.
Die Warzen 1–2 x täglich mit der Salbe einreiben.
Diese Salbe dürfte nicht nur bei Warzen ihre Wirkung zeigen, sondern auch bei anderen Hautaffektionen, wie z.B. Ekzemen, Dermatitis, Kontakt-Dermatitis und allergisch bedingten Hauterscheinungen.

Wunden
(äußerliche Anwendung)

»Die Schafgarbe ist etwas warm und trocken, und sie hat spezielle feinstoffliche Kräfte zur Wundheilung. Denn

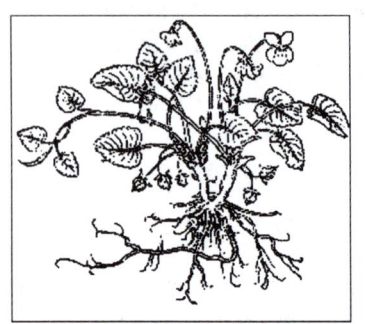

wenn ein Mensch durch einen Schlag verletzt wird, wäscht man nachher die Wunde mit Wein, und er soll mäßig in Wasser gekochte und gut abgetropfte Schafgarbe über dem Tuch leicht befestigen, das auf der Wunde liegt. Und so nimmt sie der Wunde die Fäulnis und die Schwarzen, das heißt das Geschwür Und sie heilt die Wunde. Und so geschehe es oft, solange es nötig ist.
Aber nachdem die Wunde begonnen hat, sich ein wenig zusammenzuziehen und zu heilen, dann soll man das Tuch wegnehmen und so die Schafgarbe auf die Wunde legen, und sie wird umso gesünder und vollkommener geheilt.«

Rezept

frisches oder getrocknetes Schafgarbenkraut
ca. 100 ml Wein
sterile Kompressen

Die Wunde mit naturreinem Wein auswaschen und mit einer sterilen Mullkompresse (am besten eine frisch gebügelte Leinenkompresse) abdecken. Die Schafgarbe 2–3 Minuten in Wasser köcheln lassen, das Kochwasser leicht auspressen und sie dann auf die Kompresse über die Wunde legen und mit einer Mullbinde fixieren.
Je nach Art und Grad der Verletzung soll die genannte Wundauflage oft (ca. 3–10 x täglich) erneuert werden.

Nachdem man einen Beginn in der Wundheilung bemerkt, darf man die sterile Kompresse weglassen und die gekochte Schafgarbe direkt auf die Wunde legen. Diese äußerliche Schafgarbenanwendung sollte man unbedingt mit Schafgarbenpulver kombinieren (siehe Wunden innerlich).

Bei kleinen oberflächlichen Wunden (Schnitt-, Schürf und Rißwunden) und zur Narbenpflege hat sich die Veilchensalbe (siehe Hautgeschwüre) bestens bewährt. Die Wunden verheilen sehr rasch und meistens bleiben keine Narben zurück. Aus diesem Grund ist die Veilchensalbe sehr gut für frisch verheilte Gesichtsnarben geeignet, aber Vorsicht: Sie darf nicht auf offene Verletzungen aufgebracht werden.

Rezept

Um die Veilchensalbe richtig anzuwenden, läßt man die Wunde erst gut ausbluten. Dann setzt sich auf der Wunde eine Kruste aus Blut ab. Diese lassen wir wegen der besseren Wundheilung an ihrem Platz. Die Veilchensalbe tragen wir nun 1 x täglich hauchdünn um und etwas auf die Kruste auf. Normalerweise heilt die Wunde sehr rasch ab, wenn auch von innen her mit dem Schafgarbenpulver mitgeholfen wird.

Wunden
(innerlich, Operationswunden)

»Wer aber im Körperinnern eine Wunde erhielt, sei es, daß er durch Spieße verwundet, oder daß er innerlich verletzt wurde, der pulverisiere diese Schafgarbe, und er trinke jenes Pulver in warmem Wasser Und wenn es ihm dann besser geht, dann nehme er dieses Pulver in warmem Wein, bis er geheilt ist.«

Rezept

2 MS Schafgarbenpulver
1/8 l Wasser und später Wein

2 x täglich das in warmes Wasser eingerührte Schafgarbenpulver trinken. Nach Eintreten der Besserung das Pulver in warmen Wein einrühren und 2 x täglich trinken.

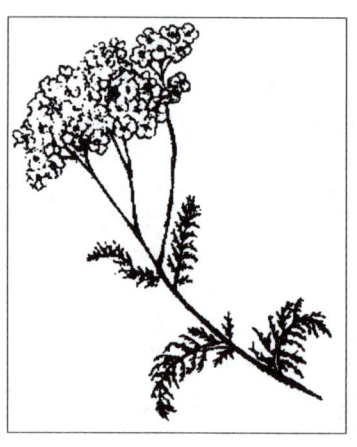

Wenn eine Operation ins Haus steht, so kann man bereits eine Woche vor dem OP-Termin beginnen, das Schafgarbenpulver mit Wasser zu nehmen (1 x täglich 1 MS in 1 Likörglas warmem Wasser).

Nach der Operation wird das Pulver 3–4 Tage lang in warmem Wasser eingenommen. Wenn man dann eine deutliche Besserung spürt, so wird man das Pulver in Wein nehmen, wie oben beschrieben.

Diese Art der inneren Wundbehandlung soll mit den Schafgarbenauflagen kombiniert werden. In aller Regel staunen die Ärzte, wie schnell die Wundheilung voranschreitet, wenn die Schafgarbe eingesetzt wird. Man kann sich meist ein paar Tage Krankenhausaufenthalt einsparen.

Zahnschmerz, Zahnpflege und Zahnfleischschwund (Parodontose)

»Wer ... am Zahnschmerz leidet, nehme Wermut und Eisenkraut in gleichem Gewicht, koche sie in reinem, gutem Wein. Seihe den so gekochten Wein durch ein Tuch, füge etwas Zucker bei und trinke ihn so.
Die noch warmen gekochten Kräuter wie eben angegeben, lege er beim Schlafengehen auf den Kiefer da wo ihm die Zähne weh tun, und befestige sie durch ein Tuch. Dies soll er tun, bis er geheilt ist.«

Rezept

25 g Wermutkraut
25 g Eisenkraut
250 ml Wein
Roh-Rohrzucker

1 geh. EL der Kräutermischung in 1/4 l Wein kochen, abseihen und 2 TL Rohrzucker zugeben und trinken. Die warmen Kräuter auf die schmerzende Stelle auflegen und mit einem Tuch abdecken und fixieren.

Sollte der Zahnschmerz erst nach Apotheken-Schluß eintreten, so kann man sich folgendermaßen behelfen:

»Wer an den Zähnen leidet, soll mit einem kleinen Aderlaßmesser oder einem Dorn das Fleisch um den Zahn, das

*Zahnfleisch nämlich, ein wenig anritzen, damit der Eiter
dort ausfließen kann, und es wird ihm leichter werden.«*

Rezept

Rosendorn oder Aderlaßmesser

Mit dem Rosendorn oder dem Aderlaßmesser das Zahnfleisch einritzen und bluten lassen. Anschließend den
Mund mehrmals mit Wasser nachspülen.

Um gesunde und kräftige Zähne zu bekommen und sie
zu erhalten, rät uns Hildegard zu folgendem:

*»Wer gesunde, kräftige Zähne haben will, nehme frühmor-
gens, wenn er von seinem Bett aufsteht, reines, kaltes Wasser in seinen Mund und behalte es eine Zeitlang im Mund,
damit der Schleim, der an den Zähnen haftet, aufgeweicht
wird. Mit eben diesem Wasser das er im Mund hat, soll er
sich die Zähne putzen und dies oft wiederholen, dann wird
der Schleim an den Zähnen nicht zunehmen und die Zähne
werden gesund bleiben.«*

Rezept

kaltes Wasser

Jeden Morgen nach dem Aufstehen kaltes Wasser in den
Mund nehmen und damit die Zähne putzen.

Wer die »Kaltwasseranwendung« das erstemal versucht,
wird erstaunt sein, wie kälteempfindlich die Zähne sein
können. Doch bereits nach einer kurzen Eingewöh-
nungsphase haben Sie sich daran gewöhnt und Sie werden diese erfrischende Zahnpflege nicht mehr missen
wollen.

Sollten Sie bereits an Zahnfleischschwund (Parodontose), Zahnfleischbluten oder Zahnfleischentzündungen leiden, so liefert Ihnen der Weinstock ein hervorragendes Mundwasser zur Behandlung.

»*Aber wem das Fleisch um die Zähne faul und wessen Zähne schwach sind, der lege warme Rebasche in Wein, wie wenn er eine Lauge machen wollte, und dann wasche er mit jenem Wein die Zähne und das Fleisch, das um seine Zähne ist. Und das tue er oft, und jenes Fleisch wird gesund werden, und die Zähne werden fest. Aber wenn seine Zähne gesund sind, wird diese Waschung ihnen nützen und sie werden schön.*«

Rezept

1 gestr. EL Rebasche
500 ml Wein

Trockene Rebabschnitte (vom Zurückschneiden des Weinstockes) *ohne* andere Zusätze (Anzünderwürfel, Papier, Holzreisig) verbrennen.

1 gestr. EL der warmen Rebasche in den Wein schütten und durch kräftiges Umschütteln verteilen. Anschließend den Wein durch ein Sieb filtern, um die größeren Ascheteile zu entfernen. Man kann auch die heiße Asche vorher sieben.

Da die Rebaschenlauge sauer werden kann, hat es sich als vorteilhaft erwiesen, immer nur den Bedarf für eine Woche oder einen Monat herzustellen.

Den Rest der Asche. sieben wir und bewahren sie trocken auf. Mit dieser können wir uns jederzeit frische Rebaschenlauge herstellen, indem wir 1 gestr. EL Asche auf einem Blech im Backrohr erhitzen (ca. 15 Minuten bei 220 °C) und dann sofort im Wein verteilen.

Diese Rebaschenlauge nach jeder Mahlzeit anwenden.

Dazu einen kleinen Schluck in den Mund nehmen und mit der Zahnbürste Zähne und Zahnfleisch damit bürsten. Die Lauge soll nicht geschluckt werden; man spuckt sie aus, spült aber nicht mit Wasser nach.

Zittern
(Morbus Parkinson)

»Wenn ein Mensch an den Gliedern zittert, das heißt bebt und kraftlos wird, schneide er Zitwer in Wein und gebe etwas weniger Galgant hinzu und koche diesen Wein mit etwas Honig und trinke ihn so warm, daß heißt lauwarm, und das Zittern verläßt ihn, und die Kraft kehrt wieder:«

Rezept

20 g Zitwerwurzel
15 g Galgantwurzel
100 g Honig
1 l Wein

Die Zutaten ca. 5 Minuten lang in Wein mehrmals kochen und heiß in sterilisierte Flaschen abfüllen.

Von diesem Wein mehrmals täglich 1 Likörglas voll trinken.

In seltenen Fällen kommt das Zittern bereits nach kurzer Einnahmezeit zum Stillstand.

Meist muß man den Zitwerwein über Monate hinweg einnehmen, um eine erkennbare Besserung zu verzeichnen. Aber auf keinen Fall den Mut verlieren, denn selbst nach 1–2 Jahren können noch Besserungen verzeichnet werden.

Ist nur eine Körperhälfte vom Zittern erfaßt, so kann man auch zusätzlich das Diamant-Wasser (siehe Schlaganfall) zur Behandlung mit heranziehen.

Zöliakie

»Und die Frucht dieses Baumes (Kornelkirsche) schadet dem Menschen nicht, wenn er sie ißt, aber sie reinigt und kräftigt den kranken und den gesunden Magen (Verdauungstrakt), und sie nutzt dem Menschen zur Gesundheit.«

Rezept
Kornelkirschen

Täglich eine Portion Kornelkirschen essen, egal in welcher Form, ob roh oder gekocht, als Marmelade, Mus oder Gelee. Kornelkirschen reinigen und stärken das angeschlagene Verdauungssystem und fördern dessen Gesundheit. Mit einem einmaligen Verzehr kann man aber noch keine Wunder erwarten. Sie sind ein Langzeittherapeutikum und sollen über Monate hinweg täglich verwendet werden. Kornelkirschbäume bzw. -sträucher gedeihen bei uns sehr gut und sind in jeder Baumschule erhältlich. Falls man keinen Garten zur Verfügung hat, sollte man sich in öffentlichen Parkanlagen umsehen, denn dort stehen oft prächtige Kornelkirschbäume, die meistens nur von den Vögeln abgeerntet werden. Dinkelernährung ist auch hier das A und O einer jeden Behandlung. Anfangs wird man sich mit Dinkel in den Speiseplan einschleichen, da Dinkel einen besonders hohen Eiweißanteil besitzt.

Nach und nach wird jedes andere Getreide durch Dinkel ersetzt, bis wir an einer ausschließlichen Dinkelernährung angelangt sind, aber wie gesagt, es ist sehr wichtig, sich ganz langsam mit Dinkel einzuschleichen, um keine Allergie gegen Dinkel zu provozieren.

Zusätzliche Behandlungen:

Aderlaß, Schröpfen, Universal-Heilmittel, Diät

Anhang

Literaturhinweise

Werke der heiligen Hildegard

»Causae et Curae« (lat.) Neudruck durch die Basler Hildegard-Gesellschaft

»Heilwissen« (dt. Übersetzung zu Causae et Curae), übersetzt und herausgegeben von Manfred Pawlik, Augsburg 1989

»Physica« (lat.) Patrologia Latina, Bd. CXCVII. Basler Hildegard-Gesellschaft

»Heilmittel« (dt. Übersetzung zur Physica), übersetzt von Marie-Louise Portmann, herausgegeben von der Basler Hildegard-Gesellschaft, Augsburg 1991

»Scivias« (dt.) übersetzt und herausgegeben von Walburga Storch OSB, Augsburg 1990

»Welt und Mensch«, Heinrich Schipperges, Salzburg 1965

»Mensch in der Verantwortung«, Heinrich Schipperges, Salzburg 1972/2. Aufl. 1985

»Briefwechsel«, Adelgundis Führkötter, OSB, Salzburg 1965

»Lieder«, Barth/Ritscher/Schmidt-Görg, Salzburg 1969

Zur Medizin der heiligen Hildegard

Hertzka, Dr. Gottfried:
– So heilt Gott, Stein am Rhein,
– Wunder der Hildegard-Medizin, Stein am Rhein Hertzka, Dr. Gottfried/Strehlow, Dr. Wighard:
– Die Küchengeheimnisse der heiligen Hildegard, Freiburg
– Die Edelsteinmedizin der heiligen Hildegard, Freiburg
– Handbuch der Hildegard-Medizin, Freiburg
– Große Hildegard-Apotheke, Freiburg
Posch, Helmut:
– Was ist Hildegard-Medizin?
Schiller, Reinhard:
– Hildegard-Pflanzen Apotheke, Augsburg
– Atlas der Edelsteine und Metalle, Augsburg

Biographie

Gronau, Eduard:
– Hildegard von Bingen, Stein am Rhein 1985

Bezugsquellen für Hildegard-Heilmittel und Kontaktadressen

(bitte jeweils Bestell-Listen anfordern)

Deutschland

Bäckerei Holstein, August-Borsig-Str. 3, 78467 Konstanz
JURA-Naturheilmittel, Nestgasse 2, 78464 Konstanz
Mühldorfer Naturkornmühle GmbH, Mühlenstr. 15, 84453 Mühldorf

Max-Emmanuel-Apotheke, Belgradstr. 21,
80796 München 40
Naturwaren Karin Schiller, Pecheigen 1a,
84384 Wittibreut, Maritta Hank,
Ludwig-Zeller Str. 49, 83395 Freilassing

Dinkelbier:
Apostelbräu, Eben 11-15, 94051 Hauzenberg

Edelsteine:
Schleiferstüble G. Mehl, Wessenbergstr. 31,
78462 Konstanz
Gendolf Fischer, Adlerstr. C 242, 86633 Neuburg/
Donau
Naturwaren Karin Schiller, Pecheigen 1a,
84384 Wittibreut

Biologischer Weinanbau:
Weingut Stephanshof (Bioland-Hof), Reinhold Kiefer &
Sohn, Janstr. 42, 67487 St. Martin/Weinstraße

Österreich

Helmut Posch, Weinbergweg, A-4880 St. Georgen im
Attergau
Hönegger Handelsgesellschaft m.b.H., Außerhof 32 b,
A-5163 Mattsee

Schweiz

Hildegard-Vertriebs AG, Aeschenvorstadt 24,
CH-4010 Basel

Bildnachweis

Archiv des Natur Verlag, Augsburg
Archiv des Weltbild Verlag, Augsburg
Kloster Hildegard, Rüdesheim-Eibingen
New Kreuterbuch, Basel 1543

Register